Heike Führ wurde 1962 in Mainz geboren, ist verheiratet und hat 2 erwachsene Kinder, sowie den Seelenhund Smiley.

Sie ist eine ausgebildete Erzieherin mit vielen pädagogischen und psychologischen Fort- und Weiterbildungen. Sie gründete einen privaten „Vor-Kindergarten" und war jahrelang damit selbständig. Außerdem belegte sie zusätzlich noch mehrere Kurse für „Yoga mit Kindern".

Führ setzt sich mit dem Thema „Multiple Sklerose" auseinander und führt zur Information darüber eine Webseite und eine gleichnamige sehr lebendig laufende Facebook-Seite. Seit 1994 ist sie selbst an MS erkrankt und hat bereits 7 MS-Begleitbücher, 2 Kinderbücher und 3 Rezeptbücher geschrieben.

Als freie Journalistin ist sie in verschiedenen Medien unterwegs.

http://multiple-arts.com/

http://heikef.jimdo.com

http://kinder-entdecken.jimdo.com

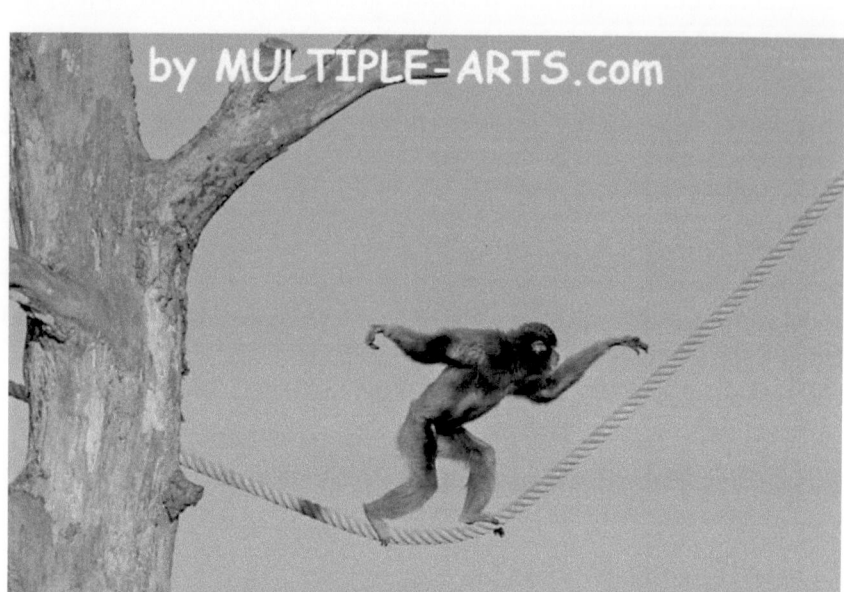

© 2016 Autorin Heike Führ
Webseite: www.multiple-arts.com
www.kinder-entdecken.jimdo.com
www.heikef.jimdo.com

© 2016 Satz, Layout: Heike Führ
Coverdesign: Heike Führ und www.pixabay.com
Autorenfoto: © Ingrid Fey

© 2016 Herstellung und Verlag:
BoD – Books on Demand, Norderstedt
ISBN: 9783739228792

Das Werk, einschließlich seiner Teile, ist urheberrechtlich geschützt. Jede Verwertung ist ohne Zustimmung des Verlages und des Autors unzulässig. Dies gilt insbesondere für die elektronische oder sonstige Vervielfältigung, Übersetzung, Verbreitung und öffentliche Zugänglichmachung.

Bibliografische Information der Deutschen Nationalbibliothek:
Die Deutsche Nationalbibliothek verzeichnet diese Publikation in der Deutschen Nationalbibliografie; detaillierte bibliografische Daten sind im Internet über http://dnb.d-nb.de abrufbar.

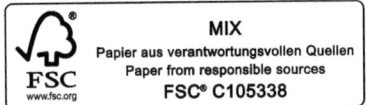

Heike Führ

Juvenile MS

KINDER mit MS – Infos und Tipps

INHALTSVERZEICHNIS

Vorwort

Gast-Beitrag von Silke Groll

TEIL 1: MS

Was ist MS?

„Fachbegriffe bei MS"

Der lange Weg

Wie beginnt MS bei Kindern am Häufigsten?

MS-Diagnose bei Kindern

Wie kann der Arzt feststellen, ob ein Kind Multiple Sklerose hat???

Das sollte man wissen

Statistischer Verlauf der kindlichen MS

Besonderheiten im Kindesalter

KOGNITIVE STÖRUNGEN bei Kindern

Unentdeckte Schübe in der Kindheit

Mit der Krankheit leben lernen

RATSCHLÄGE und unsichtbare Symptome

ELTERN

KINDER und ihr Umgang mit MS

ELTERN – was tun?

TEIL 2: FÜR Kinder und Jugendliche

MS -eine Erklärung von Smiley

Weitere Tipps für Jugendliche

TEIL 3: Meine Texte & mehr

„Was wir alles weg stecken müssen"

Shoppen der besonderen Art – mein Nervenkostüm ist kaputt

Der äußere Schein

F A T I G U E – ich hasse sie!

MS bestimmt das Leben, aber dominiert es nicht

Ein Glas voller schöner Dinge

Noch ein paar Impressionen

Lachen

TEIL 4: Interviews

TEIL 5: **Facharbeit von Trulla Groll**

TEIL 6: Schlussworte

VORWORT

MS-Diagnose: ein Schock!

Dieser Moment wird jedem Betroffenen nicht mehr aus dem Gedächtnis gehen.

Ich selbst habe MS seit 1994 und führe seit Jahren eine Homepage mit Infos, Texten und vielen weiteren Themen zur MS (www.multiple-arts.com), sowie der gleichnamigen, sehr lebendig verlaufenden Facebook-Seite MULTIPLE ARTS und habe dadurch viele Erfahrungen sammeln können.

Es türmen sich Fragen, Ängste und Sorgen, Nöte und vor allem eins: Unsicherheit! Die Zukunft, die bis eben noch überschaubar war, bekommt große Risse, wird unkalkulierbar und dunkel.

Wie mag es Kindern und Eltern gehen, wenn das geliebte Kind diese Diagnose erhält? Kaum auszumalen dieser Schock und diese Emotionen, die besonders die Eltern mit solch einer Diagnosestellung überfluten.

Das Kind wird es je nach Alter vielleicht noch gar nicht begreifen - oder aber, wenn es schon älter ist, wird es sich ebenfalls Sorgen machen und gegebenenfalls verzweifeln. Gelassen bleibt hier sicherlich erst einmal niemand.

Und doch ist es so wichtig, allen Beteiligten deutlich zu machen, dass es sich zwar um eine momentan noch unheilbare Erkrankung handelt, **aber dass sie keineswegs zwangsläufig im Rollstuhl oder mit völliger Hilflosigkeit enden muss.**

MS ist die Krankheit der 1000 Gesichter und so unterschiedlich verläuft sie auch.

Immerhin bekommen 3-5% der Betroffenen die Diagnose vor dem 17. Lebensjahr, auch wenn laut Statistik das wahrscheinlichste Alter zwischen 20 und 40 Jahren liegt. Die meisten MS-Patienten im Kindesalter sind zwischen 10 und 16 Jahre alt. Bei weniger als 1 % beginnt die Erkrankung sogar vor dem 10. Lebensjahr. In Deutschland erkranken jedes Jahr nach neuesten Schätzungen circa 400-500 Kinder und Jugendliche an MS. (!) Die Diagnose kann ab einem Alter von 2 Jahren gestellt werden.

Bei Kindern müssen bei der Diagnosestellung zusätzlich noch andere Erkrankungen berücksichtigt werden, die im Erwachsenenalter beispielsweise kaum eine Rolle spielen. Darauf gehe ich noch ein.

Des Weiteren sind die diagnostischen Kriterien der MS bei Kindern weniger gut etabliert als bei Erwachsenen. Ebenso verhält es sich mit der medikamentösen Therapie. Es besteht dringender Forschungsbedarf. Für Erwachsene gibt es inzwischen viele in Studien gut untersuchte Medikamente – allerdings fehlen solche kontrollierten Studien für Kinder mit MS.

Die Organisation GRACE-MS nimmt sich dieser Problematik an und gemeinsam wird für Kinder mit MS geforscht.

„Um hier weiterzukommen, wurde im Jahr 2014 eine Allianz gegründet, in der sich bislang 27 Kliniken in Deutschland, Österreich und der Schweiz gemeinsam der Erforschung der kindlichen MS widmen. Auch die Würzburger Universitäts-Kinderklinik ist beteiligt. Die Forschergemeinschaft trägt den Namen GRACE-MS, eine Kurzform von "German-speaking Research Alliance for ChildrEn with MS". Gemeinsam initiiert wurde sie von Dr. Heußinger und Dr. Buttmann."

Die Kombination aus Kernspintomogramm und Nervenwasserbefund ist heute noch besonders hoch aussagefähig.

Erstmals belegt werden konnte die prognostische Bedeutung des Nervenwasserbefunds bei Kindern mit einer Sehnervenentzündung: Der Nachweis sogenannter oligoklonaler Banden ging mit einer erhöhten Wahrscheinlichkeit einher, im Verlauf eine MS zu entwickeln. Oligoklonale Banden sind Eiweißstoffe, die auf eine Immunreaktion im zentralen Nervensystem hinweisen. Besonders hoch war die kombinierte Aussagekraft von Kernspintomogramm und Nervenwasser: Ein auffälliger Befund in beiden Untersuchungen bedeutete ein mehr als zwanzigmal höheres MS-Risiko, als bei in beiden Untersuchungen unauffälligem Befund. "Diese wichtigen Ergebnisse haben unmittelbare Bedeutung für die diagnostische Abklärung und Behandlung von Kindern mit Sehnervenentzündungen. Nach diesem gelungenen Auftakt hoffen wir, im Rahmen von GRACE-MS gemeinsam noch viel mehr für Kinder mit MS zu erreichen", kommentieren Dr. Heußinger und Dr. Buttmann." (http://www.amsel.de/multiple-sklerose-news/medizin/Kinder-mit-MS-besser-diagnostizieren_5800)

Da MS bisher nicht heilbar ist, muss das Kind unbedingt lernen, mit der Erkrankung zu leben. Dafür ist es wichtig, dass es versteht, welche Beschwerden durch die MS ausgelöst werden können und wie es damit umgehen kann. Ein Psychologe, die DMSG/AMSEL und auch bestimmte Webseiten (z.B. http://www.kinder-und-ms.de/) können hier aufklären und helfen.

Auch Eltern müssen betreut und dürfen nicht alleine gelassen werden. Sich im Dschungel der Krankheit und der Behörden, die unweigerlich damit zu tun haben, zurecht zu finden, ist für jeden Betroffenen eine Herausforderung. Die Doppelbelastung als Eltern eines betroffenen Kindes verlangt ein besonderes Maß an Fingerspitzengefühl von allen Beteiligten.

Es wichtig, dass ein Kind mit Multipler Sklerose das Selbstbewusstsein besitzt, mit Mitschülern offen über seine Krankheit zu sprechen. Das ist sicher kein einfaches, aber ein sehr notwendiges Unterfangen. Denn nur so werden Andere eventuelle sichtbaren und auch die unsichtbaren Symptome verstehen. Auch etwaige längere Fehlzeiten lassen sich so besser erklären. Hilfe anzubieten ist unter „wissenden" Umständen immer einfacher, als wenn man sich wundert, was mit dem Kameraden los ist! Wichtig ist es auch während längerer Krankheitsphasen den Kontakt zu den Mitschülern zu pflegen. Lehrer müssen also unbedingt informiert sein und man darf als Eltern auch die nötige Unterstützung einfordern.

Über den Verlauf von kindlicher MS sind sich die Wissenschaftler noch uneinig. Es gibt auch einfach zu wenig Vergleichsmöglichkeiten und nachhaltige Untersuchungsergebnisse. Dies macht auch das Recherchieren für dieses Buch schwierig.

Ein krankes Kind in der Familie zu haben, ist immer eine besondere Aufgabe – eine Gratwanderung zwischen Verständnis und gesundem FORDERN und zwischen MitGEFÜHL und Mitleid... Wichtig ist, dem Kind immer das Gefühl zu vermitteln, dass es wertvoll ist! Genauso wertvoll wie jeder andere auch.

LESEND HELFEN nimmt sich nun genau dieser Problematik an. Mit BAER unterstützt dieses Projekt „Kinder mit juveniler MS".

www.lesend-helfen.de

http://www.dmsg-nrw.de/index.php/was-ist-baer.html

Zuversicht in die Zukunft, HOFFNUNG und Optimismus sind sicher die besten Wegbegleiter.

Des Weiteren ist es mir hier wichtig zu erwähnen, dass ich kein Mediziner bin, sondern lediglich eine betroffene MS`lerin und deshalb kann ich nur das an Fach-Wissen weitergeben, was ich bei meinen Recherchen finde. Da ich aber sehr viel und engen Kontakt zu vielen Betroffenen habe (sowohl Jugendliche, als auch Erwachsene), kann ich aus meinem Erfahrungsschatz berichten.

Das Buch ist also auch als Zusammenfassung aus vielen Recherchen und privaten Berichten zu verstehen – sozusagen als kleiner KOMPAKTER Ratgeber.

Ich habe mich vieler Informationen aus dem Internet bedienen müssen, da es wenig Fachliteratur zum Thema „Kindliche MS" gibt. Da ich selbst zwar an MS erkrankt bin, aber MS im Erwachsenenalter (mit 32 Jahren) bekam, kann ich zur kindlichen MS auch nicht aus meinem Leben berichten - wie ich es sonst in meinen Büchern handhabe - sondern muss mich hauptsächlich auf Literatur und auf Berichte von Betroffenen beziehen. Ich habe zu den fachlichen Berichten jeweils die Quellenangabe angefügt, damit Sie gleich die entsprechende Seite im Internet finden und sich weitere Informationen holen können. Im Grunde liefere ich Ihnen eine Zusammenfassung aus allen Informationen, die es momentan über juvenile MS gibt.

Ab und zu füge ich allerdings ein paar Anmerkungen aus meinem MS-Leben zur besseren Erläuterung an.

Keinesfalls möchte ich „Fachbücher neu schreiben", noch Unsachliches von mir geben – deshalb steht bei rein fachlichen Informationen auch immer die Quellenangabe dabei.

Ein Anliegen ist mir persönlich auf Grund meiner pädagogisch-psychologischen Ausbildung allerdings der Aspekt des „Umgehens mit der Krankheit", das soziale Gefüge innerhalb einer Familie und das Wohlbefinden des betroffenen Kindes und Jugendlichen.

Somit ist dieses Buch eine Betrachtung der kindlichen MS in ihrer Ganzheit und nicht nur unter rein medizinischen Aspekten.

Die Interviews am Ende des Buches berichten von Angehörigen und Betroffenen und ich denke, dass Sie sich darin wiederfinden können – das wäre mir wichtig. Denn zu wissen, dass es anderen Eltern und anderen Jugendlichen ähnlich geht, wie einem selbst, ist immer tröstlich.

Außerdem habe ich dem Buch in Teil 3 speziell **kindgerechte Infos zum Lesen oder Vorlesen für das Kind, den Jugendlichen** zugedacht. Ganz oft wurde ich gefragt, wie man Kindern erklären kann, was MS ist. Das betrifft sowohl selbst betroffene Kinder, als auch Kinder von Eltern mit MS. Dafür habe ich eigens ein Kinderbuch geschrieben („Smiley bellt HALLO MS") und hier einige leicht veränderte und vor allem stark verkürzte Auszüge mit eingestellt. Das Feedback war positiv, da mein süßer Hund Smiley, der mit mir so einiges mitmachen muss ;-) ganz einfach anhand von lustigen Hundegeschichten erklärt, wie zum Beispiel Nervenleitahnen funktionieren und noch Vieles mehr. Auch für Erwachsene ist die einfache Erklärung informativ und einleuchtend.

Dieses Buch habe ich zur besseren Übersicht in mehrere Teile untergliedert. Damit auch das Schmunzeln nicht zu kurz kommt, gibt es auch ein Kapitel zum Lachen. Humor ist die beste Medizin und diesen dürfen wir niemals verlieren.

Besonders stolz bin ich, dass ich Silke Groll als Gast-Autorin gewinnen konnte. Sie ist Mutter einer von MS betroffenen Tochter und hat jahrelang für Kinder mit MS und deren Familien gekämpft, sie selbstlos unterstützt, ein besonderes Kinder-Forum gegründet und Tag und Nacht parat gestanden. Eine starke Frau, die den „Hertie-Preis" als besondere Auszeichnung erhielt – zu Recht!

Denn sie gründete das europaweit einzige Internetforum für Kinder und Jugendliche mit Multipler Sklerose und las sich Tag und Nacht durch weltweite Studien, Lektüren und Berichte um herauszufinden, wie sie ihrer Tochter helfen könnte - so dass sie weiterhin ein lebenswertes und glückliches Lebens führen könne.

Ich lernte Silke über Facebook kennen und schätzen und wurde durch sie mit der besonderen Problematik der juvenilen MS vertrauter. Wenn sich jemand mit dieser Thematik auskennt, dann ist es sie und Sie können ihr Statement gleich im Anschluss lesen.

„Trulla" Groll, Silkes Tochter, war so freundlich, mir ihre Facharbeit zum Thema „juvenile MS" bereit zu stellen – davon habe ich sehr profitiert und sie ist hier in Teil 5 zu finden.

Ich habe während des Schreibens und Recherchierens so viele Menschen kennengelernt, von unterschiedlichen „Fällen" gehört und dadurch so viel Neues gelernt, dass dies auch für mich eine neue Erfahrung war. Ich bin dankbar dafür, denn ich kann auch mein Leben und meine MS nun noch einmal anders beleuchten.

Lassen Sie sich also inspirieren und lesen Sie dieses Buch so, wie es für Sie gut ist. Die unterschiedlichen Teile sind jeweils getrennt voneinander lesbar. Muten Sie sich immer nur das zu, zu dem Sie bereit sind und lassen Sie ich bitte niemals die Zuversicht nehmen!

MS ist nicht das Ende – nur ein neuer Anfang! ☺

Herzlichst,

Heike Führ

Gast-Beitrag von Silke Groll

Zuerst nur ein "schlabberndes" Bein, dann eine taube Schulter – und dann nimmt das Schicksal seinen Lauf.

Diagnose "Totalschaden" – juvenile MS! Mein Kind hat MS? Mein Herz wird mir gerade aus der Brust gerissen, aber es ist kein schlechter Traum... es ist wirklich so. Keine Fehldiagnose – die Untersuchungen haben es bestätigt.

Für viele Familien ein Weltuntergang, wenn sie mit so einer Diagnose konfrontiert werden – und das ist mehr als verständlich.

Ich selbst habe es auch erlebt, denn auch meine Tochter hat mit 15 Jahren die Diagnose juvenile MS erhalten.

Ein Gefühlchaos bricht aus, das ganze Leben und auch der Beruf mit einem MS-Kind – alles muss plötzlich unter einen Hut gebracht werden. Organisatorisch ein Meisterwerk, wobei einem leider kaum jemand hilft.

"Ihr Kind hat MS? Kinder bekommen doch keine MS, nur die Erwachsenen!". Ein Satz, der Eltern - und mit einem MS-Kind oder Teenie - einen Stich in das Herz versetzt.

"Warum nur diese Reaktionen?"

Wäre es nicht wunderbar anstatt solche verletzenden Bemerkungen loszulassen, lieber Hilfe und Unterstützung anzubieten aus dem Bekannten - und Freundeskreis?

Ein Kind oder Jugendlicher mit MS hat in Deutschland praktisch keine Lobby – denn kaum jemand rechnet mit einer solchen Diagnose im Kindes- und Jugendalter.

Heike Führ begegnete mir sehr früh nach der Diagnose bei meiner eigenen Tochter – in einer großen Selbsthilfegruppe bei Facebook, wie auch viele andere Menschen mit der Diagnose MS ebenfalls.

Eine Diagnose, die das ganze Leben verändert - und Vieles sich auch im Umfeld verändert.

Nehme ich es hin, wenn mein Kind diese Diagnose erhalten hat, oder versuche ich Kraft zu schöpfen um mein Kind dabei zu begleiten alles gegen die MS zu tun, was sie ruhiger werden lässt. Woher die Kraft nehmen, wenn man als Elternteil selber so geschockt ist und sich durch die Angst um das eigene Kind fast selber wie gelähmt fühlt.

Beobachte ich nun Tag und Nacht den Gang, die Motorik meines Kindes mit Adleraugen?

Warum erhalte ich plötzlich Ratschläge zur Behandlung von MS, obwohl ich nicht danach frage - stattdessen sind die Nachbarn und Freunde sauer, wenn ich in Zusammenarbeit mit dem MS-Spezialisten meines Kindes nicht den Rat der Bekannten annehme und mein Kind nicht mit Globuli gegen MS behandeln lasse, oder gegebenenfalls sogar meinem Kind unerforschte Nervengifte spritzen lasse – nur weil jemand aus dem entfernten Bekanntenkreis SEINE MS damit behandelt? Hier geht es um das wertvollste Gut, welches einer Mutter anvertraut wurde – ihr Kind.

Verantwortung übernehmen – dieses Wort ist nicht nur ein Wort. Ich muss Entscheidungen für mein Kind treffen, da es diese noch nicht alleine treffen kann. Treffe ich eine falsche Entscheidung, kann dieses für den vorher nicht bestimmbaren Verlauf der MS meines Kindes nicht umkehrbare Folgen haben.

Als Heike mir davon berichtete, dass sie ein Buch zur kindlichen MS schreibt, war ich begeistert!

Wer traut sich schon an dieses Thema heran? Niemand, außer den Menschen, die bereit und offen dafür waren, sich mit Betroffenen auseinanderzusetzen und auszutauschen.

Ich wünsche Heike ganz viel Erfolg mit ihrem Buch zu einem Thema, dessen Grundlage eigentlich traurig und beängstigend ist, denn das ist die MS mit ihren tausend Gesichtern.

Ich mag Menschen, die sich an Themen wagen, von denen Außenstehende sagen, es ist ein kompliziertes, emotionales und schwer zu handhabendes Thema.

Silke Groll

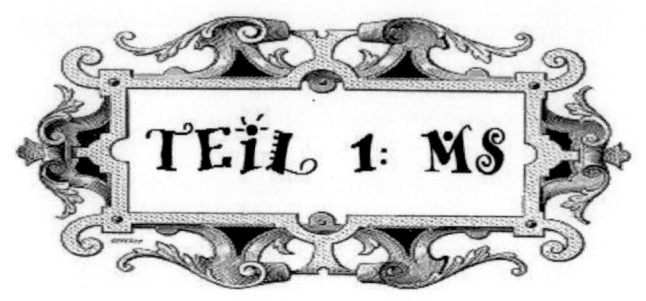

Was ist MS? (www.dmsg.de)

Die Multiple Sklerose (MS) ist eine entzündliche Erkrankung des Nervensystems, die ganz unterschiedlich verlaufen kann und meist im frühen Erwachsenenalter beginnt. Sie wird von den Ärzten oft auch Enzephalomyelitisdisseminata (ED) genannt. Übersetzt heißt dies: eine im Gehirn und Rückenmark verstreut auftretende Entzündung.

Das Gehirn stellt eine Art Schaltzentrale dar, in der Signale über das Rückenmark zum Körper gesendet oder von dort empfangen werden; diese werden von verschiedenen Nervenfasern geleitet, die ähnlich wie elektrische Kabel von einer Schutz- bzw. Isolierschicht umgeben sind. Diese Schutzschicht besteht aus einem Stoff, der Myelin genannt wird.

Entsteht ein Entzündungsherd im Bereich dieser Schutzschicht, können die Botschaften nicht so wirkungsvoll übertragen werden: MS-Erkrankte können dann zum Beispiel Kribbel-Missempfindungen verspüren, vermehrt stolpern oder Schwierigkeiten beim Sehen bekommen.

Das Auftreten von einem oder mehreren (multiplen) Entzündungsherden mit entsprechenden körperlichen Störungen und Ausfällen nennt man Schub. Ein Schub hat nichts mit einem plötzlichen Anfall zu tun - meist entwickelt er sich innerhalb von Stunden oder Tagen und klingt nach einiger Zeit wieder ab. Nach dem Schub kann eine Rückkehr zur normalen Funktion eintreten oder das entzündete Nervengewebe vernarbt (sklerosiert)."

AUS DEM BUCH „FACHBEGRIFFE BEI MS"
/HEIKE FÜHR / ISBN: 10: 3945015162

Ich habe bewusst als Info hier ein paar wichtige MS-Themen zusammengetragen:

Grundsätzlich kann eine Multiple Sklerose alle genannten Symptome einzeln oder in Kombinationen zeigen.

Es gibt 3 (Haupt-) Verläufe:

- ❖ Schubförmig wiederkehrende (remittierende) Multiple Sklerose:
- ❖ Primär chronisch fortschreitende (progrediente) Multiple Sklerose
- ❖ Sekundär chronisch fortschreitende (progrediente) Multiple Sklerose

MS - Synonyme:

- Encephalomyelitis disseminata
- disseminierte Enzephalomyelitis
- demyelinisierende Enzephalomyelitis
- Entmarkungs - Enzephalomyelitis
- Polysklerose,

Abkürzung: MS, ED
Englisch: multiple sclerosis, disseminated sclerosis

MS: Abkürzung für: Multiple Sklerose

- <u>Schubförmig wiederkehrende multiple Sklerose:</u> Es kommt im Verlauf weniger Tage zu plötzlichen Beschwerden. Diese halten mehrere Tage bis Wochen an und bilden sich anschließend wieder (meist vollständig) zurück. Je länger die Symptome bestehen, desto wahrscheinlicher bleiben jedoch Restschäden zurück. Zwischen zwei Schüben vergehen durchschnittlich ein halbes bis drei Jahre, in seltenen Fällen mehr.

- <u>Primär chronisch fortschreitende (progrediente) Multiple Sklerose:</u> Der Verlauf der Beschwerden beziehungsweise Behinderungen, ist von Anfang an schleichend, aber stetig fortschreitend. Akute Multiple-Sklerose-Schübe treten nicht auf.

- <u>Sekundär chronisch fortschreitende Multiple Sklerose:</u> Die Anzahl auftretender Schübe verringert sich im Verlauf der Erkrankung, bis neue Schübe schließlich ganz ausbleiben. Die durch die Multiple Sklerose hervorgerufene Behinderung schreitet jedoch stetig fort.

PPMS / Primär Progrediente MS:

- <u>Primär:</u> In erster Linie; hauptsächlich primär progredient: auch: primär chronischer Verlauf der MS. Dabei handelt es sich um eine Verlaufsform der MS, die von Anfang an "schleichend" und nicht schubförmig ist. Die Symptome und die Behinderung nehmen allmählich (schleichend) zu, ohne dass Schübe abzugrenzen sind.

- <u>Primär Progredienter Verlauf der MS mit aufgesetzten Schüben:</u> Fortschreitende Krankheitsprogression mit dem Auftreten von Schüben, die sich ganz oder auch nur teilweise zurückbilden können.

Ein Multiple-Sklerose-Schub liegt vor, wenn die Symptome:

- mindestens 24 Stunden lang anhalten
- mindestens 30 Tage nach Beginn des letzten Schubs aufgetreten sind
- nicht durch eine veränderte Körpertemperatur oder durch Infektionen erklärbar sind.

EDSS:

Die EDSS (Expanded Disability Status Scale), auch als Kurtzke-Skala bekannt, ist eine Skala zur Erfassung von neurologischen Ausfällen. Dabei werden die Stufen 0-10 unterschieden:

Zum Beispiel:

- Die Stufe 0 entspricht keiner Behinderung. Es werden insbesondere die Gehfähigkeit, sowie acht weitere Funktionssysteme bewertet.
- EDSS 2.0 leichte Behinderung in einem funktionellen System.
- EDSS 4.0 gehfähig ohne Hilfe und Ruhepause für mindestens 500 Meter und während 12 Stunden aktiv, trotz relativ schwerer Behinderung.
- EDSS 6.0 gehfähig für etwa 100 Meter mit einseitiger oder zeitweiliger Unterstützung (Gehhilfe).
- Stufe 9:der Betroffene ist vollständig pflegebedürftig.
- EDSS 10 Tod durch MS.

Eine detaillierte Übersicht zum EDSS findet man auf der Homepage der DMSG.

Hirnnerven:

Die das Gehirn an dessen basaler (unterer) Seite (Ausnahme IV. Hirnnerv) verlassenden Nerven, die motorische und/oder sensible und/oder parasympathische Fasern führen.

- Nervus olfaktorius: Riechnerv.

- Nervus opticus: Sehnerv.

- III. IV., VI Nervus oculomotorius, trochlearis, abducens: Augenmuskelnerven.

- V. Nervus trigeminus: Drillingsnerv.

- VII. Nervus facialis: Gesichtsmuskelnerv.

- VIII. Nervus stato-akustikus: Gehör- und Gleichgewichtsnerv.

- IX. Nervus glossopharyngeus: Zungen- Rachennerv.

- X. Nervus vagus: Kehlkopfnerv.

- XI. Nervus accessorius: Schulter- Nackenmuskelnerv.

- XII. Nervus hypoglossus: Zungennerv.

ICD-Nummer:

Engl. für international classification of diseases = Internationale Klassifikation von Krankheiten. Diese Nummern werden oft im Arztbericht mit der Diagnose genannt.

MS hat die ICD G35: Demyelinisierende Krankheiten des Zentralnervensystems: Multiple Sklerose (Encephalomyelitis disseminata)

- G35.0: Erstmanifestation einer multiplen Sklerose.
- G35.1: Multiple Sklerose mit vorherrschend schubförmigem Verlauf.
- G35.2: Multiple Sklerose mit primär-chronischem Verlauf.
- G35.3: Multiple Sklerose mit sekundär-chronischem Verlauf.
- G35.9: Multiple Sklerose, nicht näher bezeichnet.
- G35.10: Multiple Sklerose mit vorherrschend schubförmigem Verlauf: Ohne Angabe einer akuten Exazerbation oder Progression.
- G35.11: Multiple Sklerose mit vorherrschend schubförmigem Verlauf: Mit Angabe einer akuten Exazerbation oder Progression.
- G35.20: Multiple Sklerose mit primär-chronischem Verlauf: Ohne Angabe einer akuten Exazerbation.
- G35.21: Multiple Sklerose mit primär-chronischem Verlauf: Mit Angabe einer akuten Exazerbation oder Progression zerbation oder Progression.
- G35.30: Multiple Sklerose mit sekundär-chronischem Verlauf: Ohne Angabe einer akuten Exazerbation oder Progression.
- G35.31: Multiple Sklerose mit sekundär-chronischem Verlauf: Mit Angabe einer akuten Exazerbation oder Progression.

Kernspintomographie / MRT:

- Kernspintomographie (= Magnetresonanztomographie, MRT): Bildgebendes Diagnoseverfahren, das durch die Einbringung des Betroffenen in Magnetfelder verschiedene Strukturen des Körpers sehr konstrastintensiv und differenziert darstellen kann. Die Methode macht sich den unterschiedlichen Wassergehalt der verschiedenen Gewebe zu Nutze. Durch die MRT ist der Betroffene keiner Strahlenbelastung ausgesetzt.

    Weitere Bezeichnungen für dieses diagnostische Verfahren:
    NMR = nuclear magnetic resonance (engl.) oder
    MRI = magnetic resonance imaging. Nucleus: (lat.) = Kern. Spin: (engl.) = schnelle Drehung. Quantenzahl, mit der die Rotation (Eigenimpulse) von Elementarteilchen und Atomkernen

Liquor:

"Nervenwasser", Flüssigkeit im Zentralnervensystem, die Gehirn und Rückenmark umspült. Sie schützt das Zentralnervensystem vor mechanischer Verformung und spielt eine Rolle im Stoffwechsel sowie möglicherweise der Informationsvermittlung im Gehirn.

Liquor-Untersuchung:

Zur Bestimmung von Veränderungen des Liquors wird eine Probe aus dem Liquorraum entnommen. Veränderungen von Eiweißbestandteilen, Zuckergehalt, Antikörpern oder Zellen können dann mikroskopisch oder laborchemisch bestimmt werden und Hinweise auf verschiedene Erkrankungen geben. (bei MS eine wichtige Untersuchung).

Lumbalpunktion:

Entnahme von Liquor aus dem Wirbelkanal mittels einer speziellen Kanüle (Hohlnadel) in Höhe des 3./4. oder 4./5. Lendenwirbels. In diesem Bereich findet sich kein Rückenmark mehr. Es ist deshalb falsch, von einer "Rückenmarks-Punktion" zu sprechen und eine Verletzung des Rückenmarkes ist fast ausgeschlossen, da dieses deutlich oberhalb der Einstichstelle endet.

Lupus erythematodes (LE)

Erythem = Röte (Errötung; entzündliche Rötung der Haut: eine Autoimmunkrankheit der Haut und innerer Organe mit unterschiedlichen Krankheitszeichen; unter anderem sind auch Störungen möglich, die eine MS vortäuschen können. Es handelt sich aber nicht um eine primäre Entmarkungskrankheit)

Gesichtsfeld-Untersuchung:

Perimetrie. Computergesteuerte oder manuelle Untersuchung zur Ermittlung des Raumes, der optischen Wahrnehmung, während ein Auge geradeaus einen festen Punkt fixiert. Bei der Untersuchung des Gesichtsfeldes blickt der Patient geradeaus in eine beleuchtete Halbkugel, oder auf einen Monitor, während auf die Kugel-Innenwand oder auf den Bildschirm Leuchtpunkte unterschiedlicher Größe und Helligkeit projiziert werden.

Werden Prüfmarken nicht wahrgenommen, so besteht an dieser Stelle ein sogenannter Gesichtsfeldausfall. Es wird jedes Auge einzeln geprüft. Aus den Befunden lassen sich Diagnosen erheben (z. B. bei Erkrankungen des ZNS) oder der Fortschritt einer Glaukomerkrankung beurteilen.

Der lange Weg

Man mag es kaum glauben, aber erst Ende der 80er Jahre erkannten internationale Experten, dass Multiple Sklerose schon im Kleinkindalter auftreten kann.

Mittlerweile geht man davon aus, dass rund 5 bis 7 Prozent aller MS-Erkrankten in Deutschland Kinder und Jugendliche sind, zwei Drittel davon sind Mädchen. Jährlich erkranken nach neusten Erkenntnissen etwa 400-500 Kinder neu, die Tendenz ist leider steigend.

Allerdings stecken die Erforschungen zur Entstehung kindlicher MS, sowie das Wissen um die Behandlungsmethoden noch ganz in den Anfängen.

Ich habe zu einigen Eltern betroffener Kinder und auch zu betroffenen Jugendlichen Kontakt (Interviews am Ende des Buches) und staune immer wieder über die Art und Weise, wie Jugendliche mit dieser Diagnose umgehen.

Kinder und Jugendliche leben mehr im Hier und Jetzt und blicken deshalb im Umgang mit ihrer Erkrankung nicht so pessimistisch in die Zukunft.

Je nach Alter des Kindes (meist frühestens ab dem 13. Lebensjahr) wird entschieden, ob eine medikamentöse Basistherapie angestrebt werden sollte. Es kommt auf die Einstellung der Eltern an, ob sie ihr Kind mit Medikamenten behandeln möchten oder nicht.

Ich selbst habe 6 Jahre lang Interferone gespritzt und diese auf Grund zu hoher Nebenwirkungen aufgegeben und dann erst festgestellt, wie viele meiner Symptome dann sogar doch Nebenwirkungen und keine MS-Symptome waren. Ich habe für mich, zusammen mit meiner Familie, entschieden, keine Basistherapie (BT) mehr zu machen, aber mein Verlauf lässt dies auch weitgehendst zu. Ich möchte hier nicht näher auf meine Entscheidung eingehen, denn jeder muss das wirklich anhand seines Verlaufes für sich selbst entscheiden. Ich würde mir nie anmaßen, einen Rat zu geben. Und: ich weiß nicht, wie ich reagieren würde, wenn eins meiner Kinder MS hätte. Deshalb halte ich jede Empfehlungen für wirklich äußerst unangebracht, wollte aber meine Medikamentation kurz erläutern.

Die Basis-Therapie für Kinder orientiert sich derzeit an den Behandlungsleitlinien der Erwachsenenmedizin. Mit dem sich im Aufbau befindlichen "Deutschen Zentrum für Multiple Sklerose im Kindes- und Jugendalter" unter dem Dach des Universitätsklinikums Göttingen soll hier Abhilfe geschaffen werden.

Zwei Säulen tragen dieses Zentrum. Neben der Einrichtung einer bundesweiten tagesklinischen Anlaufstelle für innovative MS-Therapien zielt ein umfangreiches Informations- und Weiterbildungsangebot darauf, MS-kranken Kindern und ihren Angehörigen bei alltäglichen Problemen im Umgang mit der Erkrankung zu helfen und niedergelassene Fachärzte in den neuesten Behandlungsmethoden zu schulen. Dazu kommt die Forschung. "Nur wenn die Ursachen für die kindliche MS bekannt sind, ist eine Heilung dieser schweren Krankheit möglich. Eine Forschergruppe "Pädiatrische Multiple Sklerose" soll daher neue Erkenntnisse zu klinischen, bildgebenden, serologischen und genetischen Verlaufs- und Prognoseparametern liefern", so Prof. Wolfgang Brück, Direktor der Abteilung Neuropathologie und des Instituts für Multiple Sklerose-Forschung in Göttingen.

Die klinischen Symptome bei Kindern und Jugendlichen unterscheiden sich nicht wesentlich von denen bei Erwachsenen, dazu gehören Empfindungsstörungen, Beweglichkeitseinschränkungen, Störungen der Feinkoordination und Lähmungen. Sehr häufig macht sich die MS bei den jungen Patienten erstmals durch Sehnervstörungen bemerkbar.

(http://www.dmsg.de/multiple-sklerose-news/index.php?kategorie=aktuellesms&anr=1662)

> Bei Kindern und Jugendlichen ist die schubförmig-remittierende MS die häufigste Verlaufsform.

Auch bei Kindern und Jugendlichen gelten die aktuellen

Diagnosekriterien nach McDonald.

✓ (= bei mindestens zwei Schüben und zwei im MRT nachweisbaren Läsionen oder zwei Schüben, einer Läsion und positiven Liquor Befund gilt eine MS als gesichert)

Für die Behandlung der Multiplen Sklerose im Kindes- und Jugendalter gibt es bisher keine evidenzbasierte Therapie. Beobachtungen und erste offene Studien weisen jedoch darauf hin, dass eine Akuttherapie mit Kortison und eine Langzeittherapie mit Interferonen, diese jedoch frühestens nach dem zweiten Schub, ähnlich gut wirksam und verträglich sind wie bei Erwachsenen. Eine regelmäßige Verlaufskontrolle ist notwendig. (DMSG)

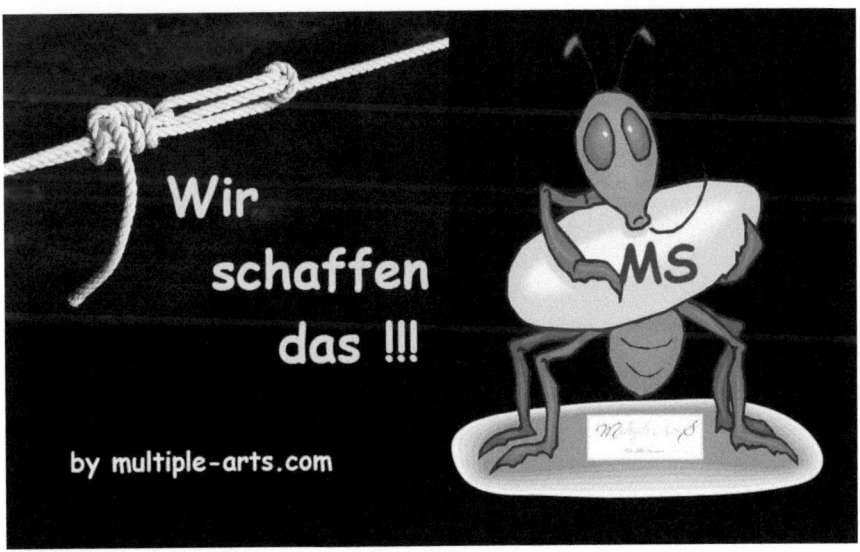

Wie beginnt MS bei Kindern am Häufigsten?

Bei Kindern ist unbedingt zu klären, ob es sich um MS oder ADEM handelt (https://www.ms-gateway.de)

Eine wichtige und bei Kindern häufige Differenzialdiagnose ist eine andere entzündliche, demyelinisierende Erkrankung des ZNS (zentrales Nervensystem):

> Die „akute demyelinisierende Enzephalomyelitis", kurz **ADEM.**

Hierbei handelt es sich meist um ein Krankheitsereignis, das einmalig auftritt, mit mehreren gleichzeitig auftretenden neurologischen Defiziten und einer Enzephalopathie einhergeht. Mit einer Enzephalopathie sind Bewusstseinsveränderungen gemeint oder aber Verhaltensänderungen im Sinne einer erhöhten Irritabilität oder Verwirrtheit. Häufig tritt die ADEM nach Virusinfektionen oder Impfungen auf. Bei Erwachsenen spielt sie als Differenzialdiagnose eher eine untergeordnete Rolle. Zur Unterscheidung der beiden Erkrankungen können einige Untersuchungen Aufschluss geben:

> In der Nervenwasserpunktion finden sich bei der MS häufig oligoklonale Banden (OKB) als Zeichen einer Produktion von Immunglobulinen – also Hinweise auf Entzündungsvorgänge – im zentralen Nervensystem. Bei der ADEM, der akuten demyelinisierenden Enzephalomyelitis, sind diese meist nicht nachweisbar.

In der Kernspintomographie des Kopfes zeigen sich bei der ADEM meist große und flächige Läsionen.

➢ Bei der MS sind sie tendenziell kleiner, rundlicher und klarer begrenzt. Aber auch hier ist dies nur eine Faustregel.

➢ Das Spektrum der Läsionsmorphologie ist bei Kindern grundsätzlich größer als bei Erwachsenen. Wichtig ist die Unterscheidung zwischen ADEM und MS vor allem im Hinblick auf weitere therapeutische Schritte. In der akuten Krankheitssituation werden beide Krankheitsbilder mit Steroiden behandelt. Die bei MS zur Schubprophylaxe eingesetzten Medikamente sind jedoch bei der ADEM nicht wirksam und häufig nicht nötig. Denn nach dem Abheilen der Entzündung, welches einige Wochen dauern kann, tritt bei vielen Patienten nie wieder eine Entzündungsreaktion auf. Nur bei 15 % der Patienten, die sich zunächst mit einem ADEM-typischen Krankheitsbild vorstellen, entwickelt sich später eine MS.

Am Häufigsten treten als erste Symptome bei Kindern Sehnerventzündungen, Lähmungserscheinungen oder Missempfindungen auf. Bei Kindern kann sich MS aber auch durch ungewöhnliche Symptome bemerkbar machen, wie z.B. einem zerebralen Krampfanfall oder Bewusstseinsveränderungen.

Je jünger der Patient ist, desto untypischer sind meist die Beschwerden. Da MS bei Kindern so selten ist, werden oft häufiger vorkommende Erkrankungen als Ursache der Symptome vermutet.

Infektiöse Erkrankungen, wie z.B. eine Neuroborreliose, können zu Kopfschmerzen und Gesichtslähmungen führen, eine Entzündung der Gefäße zu neurologischen Ausfällen oder einer Sehminderung. (https://www.ms-gateway.de/themen/wissenschaft/juvenile-ms-303.htm)

Deuten vermehrte Schübe auf eine hohe entzündliche Aktivität hin, kann es in diesem frühen Verlauf zu irreversiblen axonalen Läsionen kommen. So haben Forschungen in den vergangenen Jahren gezeigt, dass die schubförmige Verlaufsform der Multiplen Sklerose eine "duale" Erkrankung darstellt: Bereits im frühen Stadium der MS kommt es nicht nur zu entzündlichen Prozessen in bestimmten Regionen des Zentralen Nervensystems (ZNS), die zum Auftreten von Schüben führen. Auch Schädigungen oder sogar Verluste der Axone (= Nervenfasern) schreiten über Jahre schleichend fort – und dies auch während schubfreier Zeiten.

(http://www.aktiv-mit-ms.de/multiple-sklerose/ms-erkrankung/detail/artikel/diagnose-und-therapie/)

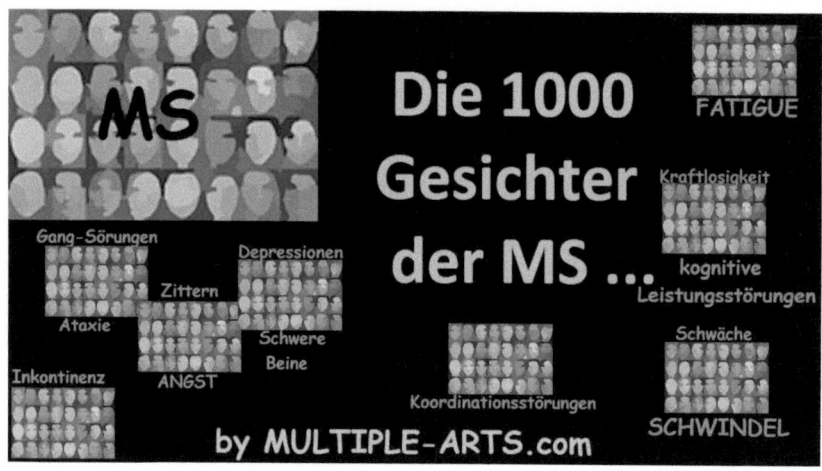

MS-Diagnose bei Kindern

Die diagnostischen Untersuchungen bei Kindern mit MS unterscheiden sich nicht von denen der Erwachsenen:

- Anamneseerhebung
- körperliche Untersuchung
- Nervenwasserpunktion mit der Suche nach oligoklonalen Banden
- neurophysiologische Untersuchungen
- Bildgebung des Kopfes und des Spinalkanals mittels Kernspintomographie (MRT)

So können selbst kleine Läsionen, durch die Entzündung verursacht wurden, nachgewiesen werden. Die Kontrastmittelaufnahme erlaubt die Differenzierung in ältere und neuere Läsionen. Ausschlaggebend für die Erfüllung der Diagnosekriterien nach McDonald sind die Anzahl und Verteilung der Läsionen und die Beschwerden der Patienten. Wenn mindestens zu zwei unterschiedlichen Zeitpunkten demyelinisierende Entzündungen im ZNS nachgewiesen werden und zwei verschiedene Systeme des ZNS betroffen sind, kann die Diagnose gestellt werden. (gateway.de)

Bei Kindern wird zur Sicherung der Diagnose verlangt, dass zwischen dem Auftreten neuer Läsionen im MRT mindestens 3 Monate Abstand liegen müssten. Die gelte zur Abgrenzung zu der häufigsten Differentialdiagnose im Kindesalter - der Akuten Disseminierten Enzephalomyelitis (= ADEM).

Wie kann der Arzt feststellen, ob ein Kind Multiple Sklerose hat???

Und wie geht es weiter?

Bei Kindern und Jugendlichen ist der Unterschied der Geschlechter mit gehäuftem Auftreten bei Mädchen noch deutlicher als bei Erwachsenen. Und auch wenn es sich theoretisch bei der juvenilen MS um die gleiche Erkrankung wie im Erwachsenenalter handelt, können dennoch einige Besonderheiten von Bedeutung sein.

Wie oben schon beschrieben, sind Gleichgewichts-, Seh- und Gefühlsstörungen einige der ersten Symptome, eher selten treten Lähmungserscheinungen und Blasenentleerungsstörungen auf.

Die MS beginnt bei circa einem Drittel der Kinder und Jugendlichen mit relativ heftigen "poly-symptomatischen" (vielfältigen) Beschwerden. Das können (häufig) Kopfschmerzen, Schwindel, Übelkeit, Brechreiz, Fieber, Bewusstseinsstörungen, epileptische Anfälle, halbseitige Lähmungen oder Gefühlsstörungen sein.

Bei Erwachsenen ist ein typisches erstes Symptom eine SNE (Sehnerventzündung). Die meisten Erwachsenen haben den sogenannten primär chronisch-progredienten Verlauf, der bei Kindern bei weniger als 10% auftritt. Ebenso scheint die Entwicklung einer sekundär chronisch-progredienten Verlaufsform bei Kindern seltener zu sein als bei Erwachsenen. (nach Schätzungen ca. 5%).

Da aber eine Langzeituntersuchung bei Kindern mit MS völlig fehlt, müssen sich Ärzte an den Behandlungsmöglichkeiten der Erwachsenen orientieren.

Liquor-Untersuchung und MRT weisen den Weg

Es konnte erstmals belegt werden, dass die prognostische Bedeutung des Liquor-Befundes bei Kindern mit Optikusneuritis (Sehnerventzündung) von Bedeutung ist:

Der Nachweis „oligoklonaler Banden" zeigt die erhöhte Wahrscheinlichkeit eine MS zu entwickeln. Besonders hoch war auch die zusammengeführte Aussagekraft des Befundes von MRT und Liquor-Untersuchung: Ein auffälliger Befund in beiden Untersuchungen bedeutet wohl ein mehr als 20-mal höheres MS-Risiko, als es bei unauffälligen Befunden beider Untersuchungen der Fall ist. (http://news.doccheck.com/de/84860/ms-bei-kindern-was-bestimmt-die-prognose/)

Ein Ziel sollte es ein, Kinderärzte für MS zu sensibilisieren.

Es ist sicher, dass leider immer mehr Kinder und Jugendliche unter 16 Jahren an MS erkranken. Denn MS in jungen Jahren aufzuspüren, ist leider deutlich schwieriger als im Erwachsenenalter. „Die entzündlichen Veränderungen im Gehirn, die durch eine Kernspintomografie nachgewiesen werden können, sind bei Kindern weniger typisch als bei Erwachsenen", erläutert Professorin Dr. Jutta Gärtner, Direktorin der Klinik für Kinder- und Jugendmedizin der Universitätsmedizin Göttingen und Leiterin des Deutschen Zentrums für Multiple Sklerose im Kindes- und Jugendalter. „Außerdem gibt es noch viele andere entzündliche Erkrankungen des Gehirns, die ähnliche Symptome erzeugen und insgesamt häufiger bei Kindern vorkommen können, zum Beispiel ADEM, die akut disseminierte Enzephalomyelitis." Dazu kommt erschwerend, dass gerade weil MS so selten in jungen Jahren vorkommt, nicht alle Kinder- und Hausärzte diese Diagnose in Betracht ziehen. „Hier besteht noch viel Informationsbedarf", sagt Dr. Gärtner. (http://www.aktiv-mit-ms.de)

Wenn Kinder – und Hausärzte nicht bei dem Auftreten der Symptome an MS denken und somit keine entsprechende Untersuchung mit nachfolgender Behandlung veranlassen, kann sehr wichtige Zeit verstreichen. Es ist deshalb so wichtig, dass wir alle für eine bessere Lobby der MS kämpfen.

> **Man muss bei der Diagnosestellung aber nicht nur die medizinische Seite sehen und beachten, sondern auch die psychische Komponente. Denn sicher ist, dass diese Diagnose sowohl für das betroffene Kind, den Jugendlichen, als auch für deren Eltern, Geschwister und weitere Angehörige ein Schock ist.**

Und immer wieder führt die MS bei den jungen Betroffenen zu Konflikten mit den Eltern. Dies hat verschiedene Ursachen. Jeder wird auf seine Weise, ganz individuell, so eine Diagnose aufnehmen und sie auch dementsprechend verarbeiten.

Noch dazu kommt es auf das Alter des Kindes/Jugendlichen an. Ein kleines Kind ist noch viel abhängiger von den Eltern und wird sich auch eher deren Ansichten anpassen. Ein Pubertierender hingegen wird seine eigene Meinung zu den Dingen haben und dies kann es kompliziert, wenn auch sehr spannend und effektiv machen.

Nach der Diagnose MS machen sich Eltern logischer Weise große Sorgen um ihr Kind. Viele haben das Bedürfnis es mehr zu beschützen als sie es vorher je getan haben. Das kann dazu führen, dass sie jedes Symptom und Verhalten genauestens beobachten und analysieren. Dies kann das Kind entweder schlicht und ergreifend nerven, es kann es stören oder gar die emotionale und auch seine körperliche Entwicklung behindern.

Die Unterschiede der Adaption (Umgang mit der Diagnose), die sich bei Diagnosestellung aufzeigen, sind enorm. So kann es sein, dass Jugendliche auf die Diagnose MS mit Passivität reagieren. Sie verdrängen sozusagen die MS, lassen sich bemuttern und werden so immer unselbstständiger. Dass dadurch die Gefahr besteht, dass sie sich in eine große Abhängigkeit von den Eltern begeben, liegt auf der Hand. In anderen Fällen löst, wie oben schon erwähnt, das überbehütende Verhalten der Eltern Trotz und Ablehnung aus. Dies kann dann sogar zur Folge haben, dass all ihre Ratschläge, sogar die vom Arzt, zurückgewiesen werden. Dies wiederum kann bedingen, dass sich diese Jugendlichen absichtlich aufmüpfig benehmen und bewusst ein „ungesundes" Leben führen. Im Extremfall kann dies dazu führen, dass sie gar Beschwerden verheimlichen und sich nicht an ihre empfohlene Therapie halten.

Wichtig ist hier, dass Sie in diesem Fall nicht mit Vorschriften und Ermahnungen reagieren sollten, sondern versuchen müssen, Verständnis zu zeigen – auch wenn es schwer fällt. Denn es ist insgesamt notwendig, das Selbstvertrauen des Jugendlichen zu stärken und das funktioniert in den seltensten Fällen mit Bevormundung, sondern mit demokratischen und partnerschaftlichen Diskussionen und Aussprachen. Diese Gratwanderung ist schwer – deshalb scheuen Sie sich auch hier nicht, professionelle Erziehungshilfe in Anspruch zu nehmen.

Eine solide Basis zum Kind/Jugendlichen zu schaffen, in der vertrauensvoll und ohne Panikmache über jedes Symptom gesprochen werden kann – das wäre das Ziel.

Umgekehrt gibt es auch Kinder, die ihre eigenen Ängste und Schwächen verschweigen, um ihre Eltern nicht zu belasten. Auch darüber muss gesprochen werden, denn dieses Verhalten hilft niemanden. Wenn Ihr Kind aber ständig das Gefühl hat, Sie würden sich übergroße Sorgen machen, dann wird es seine Bedenken haben, sich Ihnen offen mitzuteilen.

Das Signal, dass es Ihnen wichtig ist, wirklich alle Symptome zu besprechen und Sie dabei ruhig bleiben, ist für Kinder unglaublich wichtig.

Die Unterstützung für mehr Selbstständigkeit steht also, wie auch bei jedem gesunden Kind, im Vordergrund und mit einer chronischen Erkrankung erst recht. Das Kind zu einem lebensbejahenden und lebensfähigen Menschen zu erziehen – das ist das Ziel aller Eltern. Kinder, die an einer solchen Erkrankung schon früh erkranken, haben die Chance, zu starken und selbstbewussten Menschen heranzuwachsen, wenn man sie auf diesem Weg feinfühlig unterstützt.

Das sollte man wissen:

Die Internet-Seite aktiv-mit-ms.de hat wichtige Ratschläge für junge Betroffene, Eltern, Angehörige und Freunde zusammengefasst:

- ✓ Multiple Sklerose verursacht Entzündungen im Gehirn und im Rückenmark. Weil von hier aus fast alle Vorgänge im Körper gesteuert werden, fallen die Beschwerden ganz unterschiedlich aus. Deshalb nennt man MS auch oft "Krankheit der 1.000 Gesichter". Bis heute kennt man nicht alle Faktoren, die zu einer MS führen.

- ✓ MS macht sich am Anfang auf verschiedene Weise bemerkbar: Häufig sind Sehstörungen (Verschwommen- oder Doppeltsehen), Gleichgewichtsstörungen, Lähmungen von Armen oder Beinen, Taubheitsgefühle, Kribbeln in den Armen oder Beinen, starke Erschöpfung oder Konzentrationsschwierigkeiten. Wenn solche Beschwerden auftauchen, spricht man von einem Schub. Meistens ist solch ein Schub nach ein paar Tagen vorbei und man kann wieder „normal" leben wie vorher auch.

- ✓ Auch nach einem Schub, wenn sich eigentlich alles "normal" anfühlt, ist die MS im Körper aktiv. Deshalb muss MS immer behandelt werden. Diese Behandlung nennt man Basistherapie. Sie kann den Verlauf der Erkrankung verlangsamen und die Zahl der Schübe vermindern. Die bei Erwachsenen bewährten Basistherapien sind inzwischen ab dem 12. Lebensjahr zugelassen.

- ✓ Trotz der guten Fortschritte in der Erforschung der MS, können die Ärzte am Anfang nicht sagen, wie sie sich entwickeln wird. Die Diagnose bedeutet nicht, dass jemand mit MS nach ein paar Jahren automatisch im Rollstuhl sitzt. Viele Betroffene brauchen ihr ganzes Leben lang keinen Rollstuhl.

✓ Menschen mit MS gehen arbeiten, gründen eine Familie, treiben Sport, gehen aus und haben Spaß – genau wie jeder andere auch. Hier muss jeder seinen Weg finden, mit den Beeinträchtigungen, die MS mit sich bringt, umzugehen.

Aber auch das sollte man wissen: bei entsprechenden Entzündungsherden und oft mit fortschreitender MS:

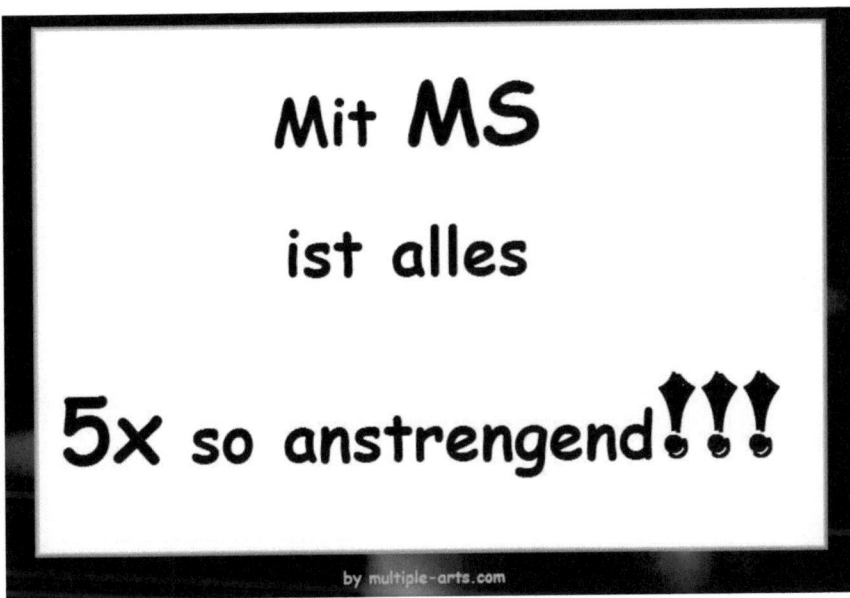

Statistischer Verlauf der kindlichen MS

95 bis 98 % der Kinder und Jugendlichen erkranken an dem primär schubförmig remittierenden Verlauf.

✓ Schubförmig remittierend bedeutet: Die Betroffenen entwickeln häufig innerhalb weniger Tage neurologische Symptome, von denen sie sich aber gut oder gar vollständig erholen können.

Kinder sind oft zwischen den Schüben völlig beschwerdefrei. Das heißt, Kinder erholen sich oft besser als Erwachsene von ihren Schüben.

Es wird unter Anderem angenommen, dass eine bessere Möglichkeit des kindlichen Gehirns zur Reparatur damit zu tun hat. Genauso wird überlegt, ob dies durch eine bessere Reversibilität des Schadens, den die Entzündungsreaktion an den Nerven anrichtet, geschieht.

Kinder haben zu Beginn ihrer Erkrankung eine circa zwei- bis dreimal höhere Schubrate als Erwachsene und entwickeln später dann oft eine sekundäre Progredienz. Dies ist die schleichende kontinuierliche Verschlechterung.

Diese tritt zwar oft erst nach circa 20 Jahren Erkrankung auf, aber auf Grund des frühen Beginns der Erkrankung im Kindesalter sind diese logischer Weise bei Eintritt in diese schleichende Verschlechterungsphase trotzdem häufig jünger als Patienten, die erst im Erwachsenenalter eine MS entwickeln.

Erwachsene, die an MS erkranken, sind deutlich häufiger weiblich. Interessanter Weise erkranken bei Kindern, die VOR der Pubertät an MS erkranken, beide Geschlechter ungefähr gleich oft. Ob Hormone eine Rolle spielen, die eine Erkrankung begünstigen oder nicht, ist nicht geklärt. Denn bei Erwachsenen, die an MS erkranken, stellen mit 2/3 die Frauen eine deutliche Mehrzahl dar.

Statistisch erleidet jedes zweite Kind innerhalb eines Jahres einen zweiten Schub. Aufgrund der guten Rückbildung der Schubsymptome und der damit einhergehenden Fähigkeit, neurologische Defizite durch neuronale Neu-Verschaltungen erfolgreich zu kaschieren, verlängert sich auf der einen Seite die behinderungsfreie Krankheitsphase.

Allerdings sollte die oftmals beeindruckende Rückbildung der Schubsymptome jedoch nicht darüber hinwegtäuschen, dass es sich bei der pädiatrischen MS um eine Erkrankung mit ungünstiger Langzeitprognose handeln kann.

Oft vergehen bei pädiatrischer MS 20 Jahre bis zu einer relevanten Behinderung, was gegenüber einer Zeitspanne von 11 Jahren bei adulter MS als wesentlich verzögert erscheint.

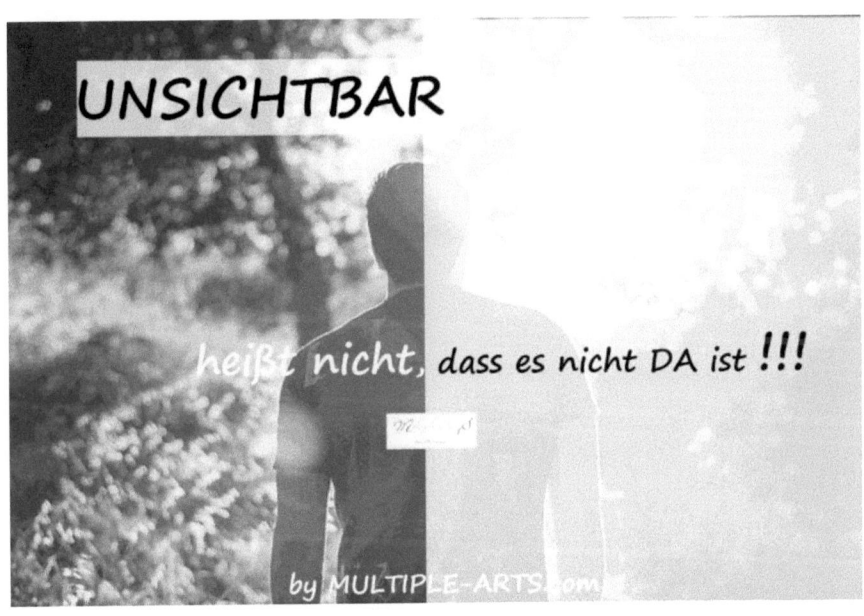

Besonderheiten im Kindesalter

Ein Artikel der Webseite www.paediatrie-neonatologie.universimed.com erklärt Besonderheiten einer MS im Kindesalter folgendermaßen:

„Bei Kindern mit MS sieht man häufig im Rahmen der Erstpräsentation, aber auch später im Rahmen des zweiten und dritten Schubes eine polysymptomatische Klinik, die auf multifokale Läsionen hindeutet. Neben Paresen der Extremitäten und Sensibilitätsstörungen, Doppelbildern und kognitiven Symptomen kommen im Vergleich zu Erwachsenen Retrobulbärneuritiden und zerebelläre Symptome (Gang- und Standataxie) besonders häufig vor. Kognitive Auffälligkeiten bestehen bei Kindern bereits zu Beginn der Erkrankung in etwa 10–20%.

Im Vergleich zu Erwachsenen fällt auf, dass Kinder nahezu ausschließlich schubförmige Verläufe aufweisen (>95%). Häufig erfüllen Kinder die in der Erwachsenenneurologie angewandten diagnostischen Kriterien nach Barkhof und/oder McDonald nicht. Ein weiterer Unterschied im Vergleich zu Erwachsenen ist die Bandbreite der Differenzialdiagnosen, allen voran die akute disseminierte Enzephalomyelitis, die transverse Myelitis, eine Neuromyelitis optica, Neuroborreliose, ZNS-Tumoren oder ZNS-Vaskulitiden, Makrophagenaktivations-Syndrome oder Leukodystrophien. „Eine Abgrenzung gegenüber einer akuten disseminierten Enzephalomyelitis fällt oft schwer", gab Rostasy zu bedenken."

(http://paediatrie-neonatologie.universimed.com/artikel/multiple-sklerose-im-kindesalter-h%C3%A4ufig-unerkannt)

Vorsichtige Prognosen:

Gute Prognose: monosymptomatische und komplette Erholung nach einem Schub, langes Intervall zwischen dem 1. Und dem 2. Schub; wenig Schübe in der frühen MS-Phase.

KOGNITIVE STÖRUNGEN bei Kindern:

Bei meinen Recherchen bin ich auf einen ausführlichen Bericht gestoßen, dessen Ausschnitt zum Thema kognitive Störungen bei Kindern ich Ihnen nicht vorenthalten möchte:

Dr. Michael Linnebank *(PD Dr. med. Michael Linnebank, Leitender Arzt Klinik für Neurologie, UniversitätsSpital Zürich, Frauenklinikstrasse 26, 8091 Zürich)* wurde befragt, warum Kinder aufgrund der MS häufig kognitive Einschränkungen erleiden:

„Kognitive Einschränkungen treten im Verlauf der Erkrankung bei vielen, vermutlich den meisten Erwachsenen auf. Beginnt die Erkrankung im Kindesalter, ist das zentrale Nervensystem unter Umständen bereits in der Phase der Myelinbildung betroffen. Dies könnte zur hohen Prävalenz kognitiver oder allgemeiner neuropsychologischer Einschränkungen bei Kindern mit MS beitragen. Aber auch hier sind die zugrunde liegenden Mechanismen nicht gut verstanden. Denn eigentlich weist das zentrale Nervensystem von Kindern eine höhere Plastizität als das Erwachsener auf und sollte lokalisierte Schäden besser kompensieren können. Die neurokognitiven Defizite im Sinne einer herabgesetzten Konzentrationsspanne, einer verlangsamten Reizverarbeitung und Beeinträchtigung exekutiver Funktionen können früh zu einer Verschlechterung der schulischen Leistungen führen. Möglicherweise spielt bei der Entstehung neuropsychologischer Einschränkungen bei Kindern eine andauernde, in der Bildgebung oft schwer fassbare Entzündungsaktivität eine wichtige Rolle. Insgesamt haben Kinder eher mehr Läsionen als Erwachsene und dennoch eine bessere Regeneration. (Pichler 2013)"

Des Weiteren hat er sich zu ADEM (akute disseminierte Enzephalopathie) und wie sich diese Erkrankung von MS abgrenzen lässt geäußert:

„Dr. Michael Linnebank: Eine ADEM kann durch Umweltfaktoren, wie beispielsweise Virusinfekte oder Impfungen, ausgelöst werden. In der bildgebenden Diagnostik liegen bei einer ADEM meist mehrere große T2 hyperintense Läsionen vor, und klinisch treten oft multifokale, eher schwere Symptome mit begleitender Enzephalopathie auf. Obwohl diese Kennzeichen nicht typisch für eine MS wären, kann die Abgrenzung im Einzelfall schwierig sein. Selbst histologisch ist eine eindeutige Unterscheidung kaum möglich. Zudem kann die üblicherweise monophasische ADEM in Form weiterer Schübe in eine MS übergehen. In manchen Fällen lässt sich eine ADEM daher nicht gut von einer MS abgrenzen. Treten innerhalb der nächsten 2 Jahre nach einer möglichen ADEM keine weiteren Symptome oder MS-typischen Veränderungen in magnetresonanztomografischen Untersuchungen auf, darf man von einer monophasischen ADEM in Abgrenzung zu einer chronisch-entzündlichen MS ausgehen."

> Ich habe in meinem Leben schon mehr **VERGESSEN,** als Andere jemals **gelernt** haben ;-)
>
> by MULTIPLE-ARTS.com

Unentdeckte Schübe in der Kindheit

Bei Kindern ist es wie bei Erwachsenen ebenfalls so, dass sich die Symptome einer MS in völlig unvorhergesehener, unerwarteter und in sehr unterschiedlicher Form zeigen: dies mag eine taube Hand sein, oder ein Kribbeln im Bein, das über Tage nicht abklingt. Gleichgewichtsstörungen und Sehstörungen sind ebenfalls ein typisches Symptom, das man erst einmal nicht einzuschätzen weiß.

- ✓ Da die Symptome in aller Regel nach wenigen Tagen oder Wochen wieder verschwinden, bleibt ein erster Schub oftmals unentdeckt.

Einige Erwachsene erinnern sich Jahre nach der Diagnosestellung daran, dass sie gewisse Symptome auch schon als Kind hatten und können sich diese nun mit MS erklären.

Eine gute Freundin von mir hatte als Kind immer wieder einmal Sehstörungen und bekam eine Brille verordnet. Plötzlich brauchte sie diese nicht mehr und stieß auf Unverständnis und Anschuldigungen ihrer Mutter und Lehrerin. Heute weiß sie, dass dies schon die ersten Schübe mit Sehstörungen waren.

Sowohl bei Erwachsenen, als auch bei Kindern sind mehrere neurologische Untersuchungen nötig, bis eine MS (klar) diagnostiziert werden kann. Bis zu einer zuverlässigen Diagnose kann ein Jahr oder mehr vergehen. Wie bereits erwähnt ist dies bei Kindern noch etwas diffiziler, da auch andere bestimmte Krankheiten ausgeschlossen werden müssen.

Was immer bleibt, ist die Ungewissheit, wie sich die MS weiter entwickeln wird.

Diese Ungewissheit ist für alle Beteiligten das Schlimmste. Niemand kann voraussehen, wann der nächste Schub kommt und wie dieser ausfallen wird; ob er sich zurückbildet oder Beeinträchtigungen hinterlässt und diese bestehen bleiben – oder aber ob der Betroffene viel Glück hat und die MS sehr mild verläuft.

Man weiß auch nicht, ob es überhaupt zu einem weiteren Schub kommen wird, denn es wird sich erst herausstellen, ob man eine schubförmige MS entwickelt, oder eher einen schleichenden Verlauf.

Dass es Konflikte geben kann, oder ein junges Selbstbewusstsein starker Führung und großer Liebe und Fürsorge bedarf, um diese Ungewissheit zu ertragen, wird hierbei deutlich und sie scheint dann auch die größte Herausforderung des gesamten Paketes „MS" zu sein! Deshalb ist es so wichtig, dass sich die Jugendlichen mit ihrer Erkrankung auseinandersetzen.

Häufiger aber sind es die Eltern, die deutlich besorgter mit der Diagnose umgehen - im Alltag und auch mit Ängsten, die die Zukunft betreffen. Die Jugendlichen entwickeln scheinbar einen besseren Mechanismus, um ihr Leben positiv anzugehen.

Und noch eines ist sicher und wichtig: jenseits der Schübe sollte sich das Leben eines Jugendlichen mit MS nicht von dem anderer Gleichaltriger unterscheiden – wenn möglich!

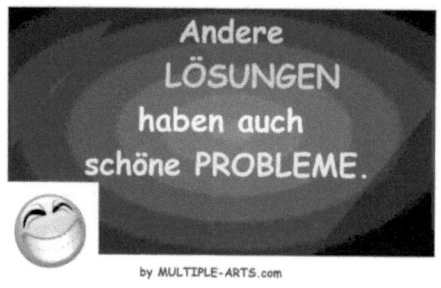

Mit der Krankheit leben lernen

In dem Moment, wenn ein Familienmitglied an einer schweren Krankheit erkrankt, sind alle Familienangehörigen MIT betroffen. Es ist also immer die Familie als Ganzes zu betrachten.

Kinder von schwer kranken Eltern werden ein „Lied davon singen können"! Eltern von betroffenen Kindern haben es doppelt schwer. IHR Kind hat MS – Erwachsene blicken anders in die Zukunft als Kinder; sie sehen eher Probleme und haben vielfältigere Ängste. Zudem sind sie Eltern, das heißt, es gibt kaum etwas Schlimmeres, als ein krankes Kind zu haben und somit hat man wirklich eine doppelte sehr enorme Belastung.

Klar ist, dass MS derzeit nicht heilbar ist.

Klar ist aber auch, dass sich wissenschaftlich einiges tut und es auch immer die Chance auf einen guten Verlauf der MS gibt.

Die betroffenen Kinder und Jugendlichen müssen lernen, mit der Erkrankung zu leben, ohne ihr Leben davon bestimmen zu lassen. Dass dies nicht einfach ist, liegt auf der Hand. Und dass dies nur funktioniert, wenn die Eltern und die Patienten selbst möglichst viel über die Erkrankung MS wissen und offen darüber reden, ist ebenfalls offensichtlich.

Es ist sehr wichtig, sich als Eltern rundum zu informieren, (Jugendliche natürlich ebenso), um Behandlungsmethoden abzuwägen. Ebenfalls sinnvoll ist es, möglichst den Austausch mit anderen MS`lern zu suchen. Hier helfen auch Kontakte zu erwachsenen Betroffenen, vor allem, wenn sie schon MS-erfahren sind. Ein Austausch mit betroffenen Eltern ist ebenfalls sinnvoll, weil man die gleichen Ängste und Sorgen hat und sich somit blind versteht.

Ich kann wirklich nur empfehlen, sich an die DMSG und AMSEL zu wenden, sowie sich Selbsthilfegruppen anzuschließen und auch auf Facebook den speziellen MS-Gruppen beizutreten.

Meine Seite MULTIPLE ARTS „beherbergt" auch viele Eltern von betroffenen „Kindern/Jugendlichen/Erwachsenen" und gerne kann ich ebenfalls weiterhelfen oder weiter vermitteln.

Ein offener Umgang innerhalb der Familie ist also sehr erstrebenswert und ebenso das Miteinbeziehen des Kindes in alle Entscheidungen. Sicherlich kommt es hier auf das Alter des Kindes an, aber je mehr ein Kind miteinbezogen wird, desto mehr versteht es, steht hinter den Entscheidungen und kann sich somit auch behaupten. Behaupten gegenüber Ärzten, Mitschülern, Freunden und Lehrern. Wissen ist Macht und das wird Ihr Kind brauchen.

- ✓ **Selbstbewusstsein, Selbstvertrauen und ein gutes Selbstwertgefühl sind die Schlüsselqualifikationen für ein selbstbestimmtes Leben.**

Grundschulkinder - sollten sie Medikamente nehmen dürfen - können schon mit den Eltern gemeinsam über die Auswahl der Medikamente reden. Es gibt zum Glück immer mehr Medikamente zur Behandlung. Tabletten lösen teilweise die Spritzen ab und machen eine Einnahme einfacher. Sollte ihr Kind aber spritzen müssen, können Sie gemeinsam mit Ihrem Kind die Spritzen jeweils vorbereiten und das Spritzen ebenfalls gemeinsam meistern. Manche Eltern schaffen dafür Rituale, mit einer Belohnung oder Ablenkung. Das werden Sie je nach Alter des Kindes am besten für sich und Ihre Familie entscheiden können.

- ➢ Wichtig ist, dass die Kinder lernen, trotz ihrer Erkrankung selbständig zu werden und Verantwortung für sich zu übernehmen. Das heißt, ihr Alltag sollte sich möglichst wenig von dem ihrer gleichaltrigen Freunde unterscheiden.

Wenn es Ihrem Kind nach einem Schub wieder gut geht, ist es wichtig, es so schnell wie möglich wieder zu integrieren. Denn die Realität des Kindes ist es nun mit dieser Krankheit leider, dass es immer mal wieder aus dem Alltag gerissen werden könnte. Es muss sich einspielen, danach einen möglichst glatten Übergang zu schaffen und zu realisieren.

Das Gleiche gilt für den Rest der Familie. Sie als Eltern reagieren mit Sicherheit oft ängstlich, wenn Sie das Gefühl haben, es könnte sich ein neuer Schub anbahnen. Wichtig ist, diese Angst und Sorge nicht auf das Kind zu übertragen. Ebenso verhält es sich mit Geschwisterkindern, Großeltern und anderen nahen Angehörigen. Jeder dieser Angehörigen wird seine eigenen Ängste und Befürchtungen haben – Ziel sollte es aber sein GEMEINSAM zusammen zu halten und dem betroffenen Kind zur Seite zu stehen. Sie sollten ALLE an einem Strang ziehen.

Irgendwann steht auch die Entscheidung an, ob sie in der Öffentlichkeit offen mit der Krankheit umgehen. Ich denke, dass es wichtig ist, die Lehrer zu informieren und ebenso die Mitschüler. Entscheiden müssen Sie als Familie, wie Sie dies handhaben möchten. Sobald aber eventuell ein sichtbarer und längerer Ausfall vorhanden ist, wird man kaum noch darum herumkommen, die Außenwelt über MS zu informieren.

Ganz enorm wichtig ist es, dass Sie Ihr Kind stärken. Denn es gibt ja nicht nur wohlwollende Mitmenschen. Gerade wenn man mit solch einer chronischen Erkrankung zu tun hat, ist man niemals sicher vor unschönen Bemerkungen, die sehr verletzen können.

RATSCHLÄGE und unsichtbare Symptome

Ich möchte gesondert auf das Thema „Ratschläge" eingehen (weil es einfach fast in jeder neu erkrankten Familie vorkommt und mir dieses „Phänomen von allen befragten einhellig beschrieben wurde), um Ihnen zu zeigen, wie wichtig es ist, dass Sie sich nicht beeinflussen lassen.

SIE, IHR Kind (je nach Alter) und der zuständige Neurologe Ihres Vertrauens entscheiden über Behandlungsmöglichkeiten.

Niemand sonst!!!

Ein gut gemeinter Rat einer Großmutter (Nachbarin, Tante, Freundin…) kann verheerende Auswirkungen haben, denn wirklich rundum und ernsthaft informiert sind meist nur Sie. Für ein betroffenes Kind kann es zu richtigen psychischen Störungen kommen, wenn zum Beispiel die geliebte Oma, die doch sonst auch immer alles toll kann (toll backen, stricken und über ein enormes Wissen von „früher" verfügt) und sie eine Art Vorbild ist, plötzlich eine ganz andere Meinung und Einstellung zur Medikamentation oder Krankheit an sich hat. Das kann ein Kind zum echten Verzweifeln bringen – es steht dann zwischen Eltern und Großeltern, ist hin und hergerissen und kann im schlimmsten Fall mit kompletter Verweigerung reagieren.

Deshalb wäre meine Bitte hier an alle Angehörigen und Freunde: bitte halten Sie sich der kleinen Familie zu Liebe zurück. Stärken Sie sie in ihren Entscheidungen – zeigen Sie ihnen, dass Sie ihnen **zutrauen** eine gute Entscheidung zu fällen. Man muss sich selbst manchmal zurücknehmen und Entscheidungen akzeptieren. Das kennt jedes Elternteil spätestens ab der späteren Pubertät des Sprösslings. Loslassen – das ist der Prozess und man kann seine Liebe und Zuneigung zum eigenen Kind und dem Enkel (als Beispiel) am besten zeigen, in denen man ihnen **vertraut und ZUTRAUT.**

Es tut niemandem gut, wenn man in Frage gestellt wird und das Schlimmste, was Eltern in solch einer tragischen lebensverändernden Situation passieren kann, sind Anschuldigungen, schlaue Ratschläge oder Besserwisserei.

Dies erleben auch wir selbst betroffenen Erwachsenen noch oft genug und dies ist nach wie vor sehr verletzend. Ich frage mich dann immer, ob mein Gegenüber mir so wenig Intelligenz und Wissen unterstellt, dass es mich mit den angeblich neuesten und vor allem „ach so heilenden" Möglichkeiten auf den aktuellsten Stand der Erkenntnisse bringen will.

Glauben Sie mir: ich wüsste es schon „gestern", wenn es eine echte, wirklich echte Heilung für MS gäbe. Und als Eltern eines betroffenen Kindes wüsste man es schon „vorgestern", weil einem nichts mehr am Herzen liegt, als die Gesundheit des eigenen Kindes.

Auch Beschuldigungen sind hier fehl am Platz, denn sie irritieren ebenfalls und belasten die Eltern, Kinder sowie die gesamte Situation nur noch zusätzlich. Worte wie: „Da kannst Du Deinem Kind auch gleich Rattengift geben" helfen nicht weiter, wenn sich Eltern für eine medikamentöse BT entscheiden.

Und bitte glauben Sie mir auch, dass manch „solide" erscheinende Zeitschrift, die man als allgemeiner Patient in die Hände bekommt, fachlich nicht fundiert ist. Ich habe schon einige Redaktionen von sogenannten Patienten-Zeitschriften angeschrieben und gefragt, wie sie auf diese oder jene Erkenntnis kamen und erhielt immer fadenscheinigen Antworten. Heilung wird gerne versprochen und auch, dass MS nicht „so schlimm sein könne", da man nichts sieht, oder dass man sich alle Symptome nur einbilden würde. Das ist haarsträubend, irreführend und gefährlich.

Ich selbst bin ja Opfer der unsichtbaren Symptome der MS geworden und habe deshalb auch meine Bücher geschrieben. Ich möchte aufklären und der Öffentlichkeit bewusst machen, dass auch NICHT sichtbare Symptome schwierig und extrem beeinträchtigend sein können.

Kindern wird dies ähnlich gehen – sie werden vielleicht gehänselt oder als Simulant betitelt, oder aber bei sichtbaren Beeinträchtigungen dann sogar diesbezüglich gehänselt. Also bleibt oft nur, einen wirklich guten Selbststand zu haben, um solchen unqualifizierten Äußerungen entgegen treten zu können.

Scheuen Sie sich bitte nicht, professionelle Hilfe in Anspruch zu nehmen: für Ihr Kind, für sich selbst und/oder als Familien-Therapie.

Die Unsicherheit, die solch eine Erkrankung mit sich bringen kann, lässt niemanden kalt und kann auch die Beziehung zwischen den Ehepartnern aufs Spiel setzen. Die Familie kann insgesamt ins Wanken geraten und braucht dann vielleicht Hilfe, um sich wieder zu fangen.

Ebenso ist es hilfreich, über viele Fragen, die sich unweigerlich stellen, mit jemandem zu reden: Kinder und Eltern fragen sich gleichermaßen, ob man mit auf Klassenfahrt fahren kann, ob man den Lehrern und Mitschülern Bescheid gibt, oder die Diagnose für sich behält, ob man eine Ausbildung (und welche...) beginnen oder den Führerschein absolvieren kann – das sind nur Auszüge der vielfältigen Fragen, die sich unweigerlich auftun mit einer solchen Diagnose.

Und natürlich sind die Antworten dazu schwierig, denn niemand kann in die Zukunft sehen. Deshalb MUSS man einen guten Weg finden, um mit der Erkrankung und all dem, was sich daraus ergibt, gut umgehen zu können. Kein einfaches Unterfangen – das steht fest!

> **Das Wichtigste ist, dem Kind zu zeigen, dass es niemals alleine steht, dass Sie hinter ihm stehen, seine Sorgen ernst nehmen und einfach für es da sind. Natürlich ist eine Erkrankung wie MS eine riesengroße Herausforderung, aber man kann sie gemeinsam meistern.**

> **Wichtig ist ebenfalls, dass Sie als Eltern und möglichst auch das komplette Umfeld, die Sorgen der Kinder ernst nehmen und Sie ihnen glauben, wenn sie von Symptomen berichten, die Sie vielleicht nicht kennen.**

Fatigue (= abnorme Erschöpfung und Erschöpfbarkeit, die mit vielen MS-Symptomen einhergeht) ist eines der vielen MS-Symptome, das auch Kinder treffen kann. Mit etwas Pech drückt sie sich in einer abnormen und wirklich unmenschlichen Müdigkeit aus, die sowohl immer da sein kann, als auch noch mit (wie ich es immer nenne) „Attacken" anfallsweise dazu kommt. Erschwerend hinzu kommt, dass man dieses Symptom dem Betroffenen oft nicht ansieht. Wenn ein Betroffener sich dann, inmitten eines solchen Anfalls, noch erklären muss, ist das sehr verletzend und nochmals kräfteraubend − also unsinnig und kontraproduktiv.

Sicherlich wird es schwer für Sie als Eltern sein, den schmalen Grat zwischen Mitfühlen und Fordern zu gehen und zu finden. Das ist garantiert eine der größten Herausforderungen. Aber es ist wichtig, dass Sie sich solche Möglichkeiten bewusst machen und offen mit Ihrem Kind darüber reden können. Das Kind muss jederzeit Zutrauen zu Ihnen haben können, da es sich sehr oft nicht selbst zu helfen weiß.

> **Schon ein Erwachsener, der von Fatigue betroffen ist, fühlt sich sehr oft hilflos, machtlos und ausgeliefert. Wie wird es da erst einem Kind gehen?**

Mir hat eine 17-Jährige in Bezug auf ihre Fatigue erzählt, dass ihre Mutter dieses Symptom einfach nicht verstehen würde und mit ihr „schimpfen" würde, dass sie sich schon wieder hingelegt habe.

Es ist natürlich schwer als Außenstehender, solch ein Symptom zu begreifen, aber es ist wichtig es zu versuchen, damit man das Vertrauen zum Kind nicht verliert und vor allem auch regulierend helfen und eingreifen kann.

Umgekehrt sollten Kinder und Jugendliche nicht ihre „Fatigue" ausnutzen, um eventuellen Haushaltspflichten zu entgehen. Ein FAIRES Miteinander ist dringend notwendig. Ehrlichkeit ist unabdingbar, damit man sich aufeinander verlassen kann! Dies ist in einer Familie mit einem kranken Kind noch wichtiger, als in er „Vergleichsfamilie" mit gesunden Kindern, da Vertrauensmangel und Unehrlichkeit verheerende (gesundheitliche) Folgen haben kann.

In meinem Umfeld gibt es einen älteren Mann, der sich immer etwas lustig über meine Fatigue gemacht hat und meinte, ich „solle mich nicht so anstellen"! Als er leider von einer Krebserkrankung betroffen wurde und plötzlich Fatigue dazu bekam (das ist bei Krebs ein ebenfalls häufiges Symptom), konnte er mich plötzlich verstehen. Tragisch.

Deshalb ist es manchmal auch so sinnvoll, professionelle Hilfe für das Kind zu suchen: denn mit einem Psychologen kann Ihr Kind noch einmal ganz anders sprechen, als mit Ihnen als Eltern.

Man möchte seine Eltern ja auch nicht immer belasten – das sehen Kinder ebenso klar, wie dies Erwachsene tun. Für die Beantwortung vieler Fragen brauchen die Kinder und Jugendlichen einfach oft professionelle Hilfe. Vor allem aber geht es darum, Denkanstöße zu geben und Lösungen gemeinsam zu erarbeiten und überhaupt Lösungsansätze zu FINDEN.

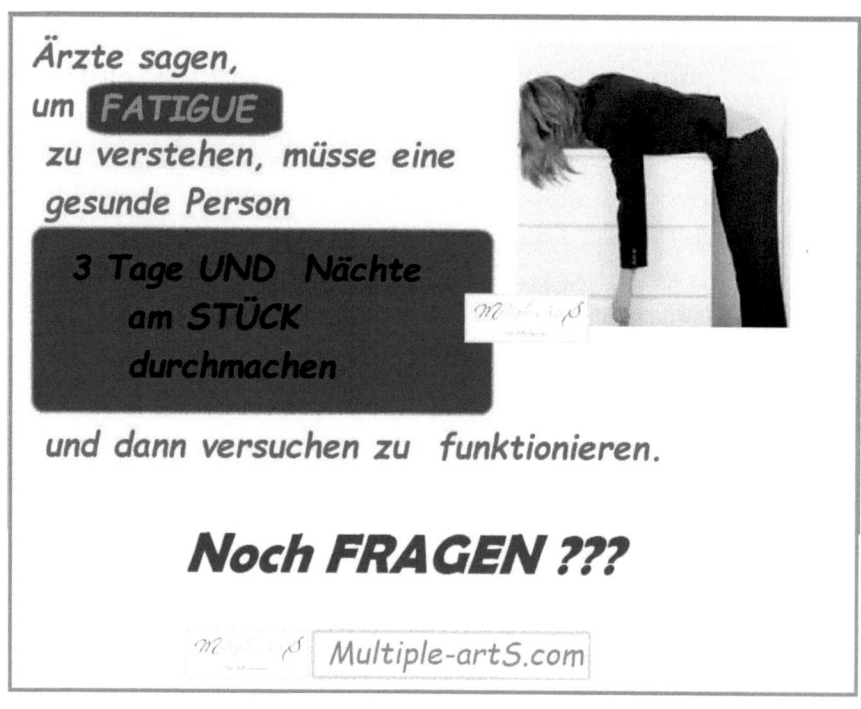

ELTERN

Gleichermaßen gilt dies für Eltern, denn sie haben großen Einfluss darauf, wie ihr Kind die Diagnose verarbeitet und das Leben mit MS meistert.

Es ist ganz klar:

> ➢ **je souveräner die Eltern mit der Krankheit umgehen, umso leichter fällt es dem Kind, die Situation zu bewältigen und sein Schicksal nicht dramatisch zu sehen.**

Um die für sich selbst so wichtige **Bewältigungsstrategie** zu finden, aber auch Anregungen für den Umgang mit dem Kind/Jugendlichen zu finden, ist solche Hilfe ebenfalls sinnvoll.

Mütter neigen oft dazu, sich zu sehr einzumischen und somit das Kind zu nerven.... Väter halten sich oft stillschweigend heraus und so entsteht ein Muster, das vielleicht gar nicht so sinnvoll für Ihr Kind ist (oder umgekehrt).

> ✓ **Das Beste was Sie tun können, ist zu signalisieren: Ich bin da, wenn Du mich brauchst."**

Kinder wollen sich in guten Phasen auch gar nicht mit ihrer Krankheit beschäftigen und finden es deshalb vielleicht schrecklich, wenn wir Erwachsenen immer auf dem Thema „herumreiten" ☺

KINDER und ihr Umgang mit MS:

Kinder leben eher im Hier und Jetzt und das ist auch gut so. Würden sie sich so viele Gedanken über ihre Zukunft machen, wie das ihre Eltern tun, würden sie sich nur (unnötig) verrückt machen. Deshalb ist es gut, dass sie versuchen, so normal wie möglich zu leben.

An MS erkrankte Jugendliche denken meist nicht anders an ihre berufliche Zukunft, als ihre gesunden Mitschüler. Denn erst einmal bestimmt nicht die MS die Berufswünsche, sondern die individuelle Neigung des Einzelnen.

Trotzdem sind sie nicht planlos in der Berufswahl, sondern haben sie im Hinterkopf und somit auch meistens einen „Plan B".

Die Frage, ob man seinen Arbeitgeber in jedem Fall über meine MS informieren muss, tut sich auf. Ebenfalls fragen sie sich, welche Unterstützung sie wo bekommen können, oder welche Rechte sie haben.

Dieses positive Denken ist eine Besonderheit, die man an chronisch kranken Jugendlichen immer wieder beobachten kann. Es ist mit Sicherheit so, dass solch betroffene Jugendliche schneller und tiefer reifen, als vergleichbar Gesunde.

Kinder und Jugendliche möchten trotz der MS ein NORMALES Leben führen können. Dazu gehört Spielen im Kindesalter, Ausgehen im Teenager-Alter, genauso wie Sport und Freunde treffen.

All dem ist bei entsprechender Verfassung nichts entgegen zu setzen, sondern es ist zu befürworten, dass die Kids am normalen Alltag Gleichaltriger teilnehmen wollen und dies auch tun.

Beim Sport muss man sich natürlich nach eventuellen Beeinträchtigungen richten. Ebenfalls sollte man aufpassen, dass sich die Kinder nicht ständig überfordern, denn dies ist für MS unter Umständen nicht gut.

Sport sollte dem Kind grundsätzlich Spaß machen. Auch hier geht es nach Neigungen und Interessen. Es gibt Therapeuten, die vor Sportarten, bei denen Verletzungen möglich sind, abraten. Aber andere wiederum sehen darin kein Problem. Besprechen Sie sich notfalls mit Ihrem Neurologen und schauen Sie vor allem, ob es Ihrem Kind gut tut.

Wer mit enormen Schwindel zu tun hat, wird sicherlich von sich aus nicht zum Seiltänzer werden wollen. Sich in Watte zu packen ist genauso sinnlos, wie sich ständig zu überfordern. Wie immer ist der Mittelweg sinnvoll und das genaue Beobachten, wie es dem Kind nach dem Sport geht.

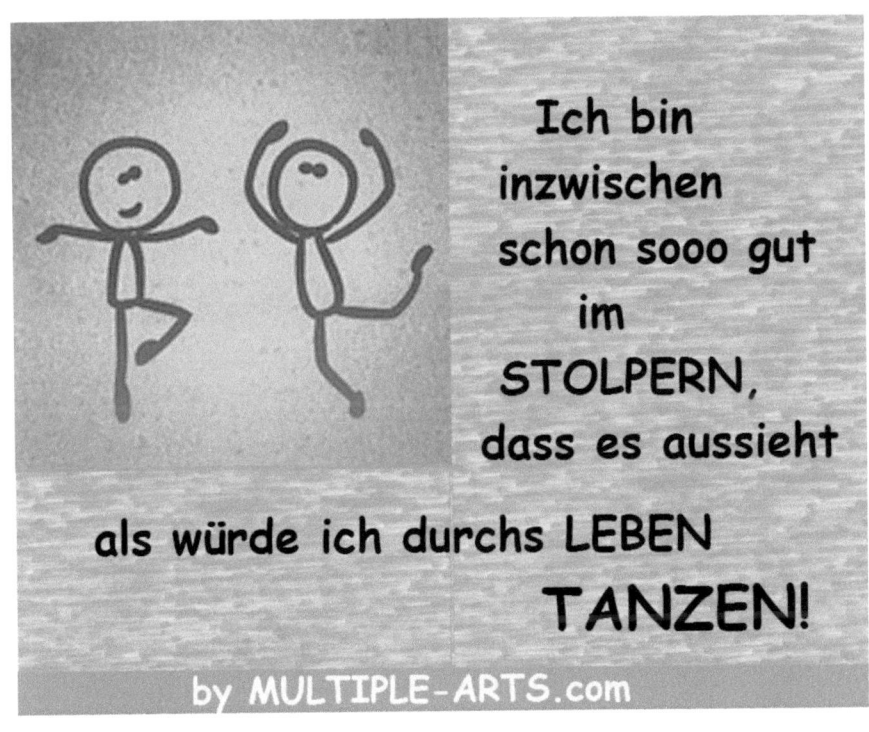

ELTERN – was tun?

Ich möchte allen Eltern erst einmal sagen, dass es völlig OK ist, wenn es Ihnen mit solch einer Diagnosestellung Ihres Kindes nicht gut geht. Sie dürfen verzweifeln, Sie dürfen weinen und Sie MÜSSEN trauern...

Denn Sie haben tatsächlich etwas Große zu betrauern, nämlich den Verlust von Gesundheit und damit eventuell verbundener Lebensqualität. Lassen Sie sich nicht einreden, dies alles sei nicht „so schlimm"! Es IST schlimm! Allerdings liegt es tatsächlich auch in Ihrer Hand, dieses Schicksal zu bewältigen und zu meistern, nicht den Lebensmut zu verlieren und trotz allem weiterhin nach vorne zu schauen. Denn gemäß dem Motto des Buches: MS ist nicht das Ende, sondern nur ein neuer Anfang! ☺

Es sollte Ihnen bewusst sein, dass diese Diagnose einiges in Ihrem Leben verändern wird. Es wird erst einmal nichts mehr sein, wie es einmal war. Es werden aber auch wieder bessere Zeiten kommen – darauf dürfen Sie ebenfalls vertrauen.

Sie werden immer wieder Steine in den Weg gelegt bekommen, aber Sie werden lernen, diese aus dem Weg zu räumen, oder gelassen drüber zu steigen. Aber all dies braucht Zeit und diese sollten Sie sich nehmen.

Nehmen Sie sich bitte auch Auszeiten, wenn möglich. Bauen Sie sich ein soziales Netz auf, das Sie entlasten kann, sollten Sie es einmal benötigen.

Leider, das weiß ich aus sehr vielen Berichten, ist dies einfacher gesagt, als tatsächlich möglich. Viele Partnerschaften halten auf Grund dieser neuen Belastung nicht Stand und zerbrechen. Nicht genug, sie enden sogar oft im Krieg und das ist weder für das betroffene Kind, noch für Sie als Elternteil gut.

Das Problem der Eltern ist ebenfalls oft, dass sie auf Grund der Erkrankung des Kindes in finanzielle Schwierigkeiten geraten, da sie eventuell einen Ganztagsjob in einen Halbtagsjob umwandeln müssen, um die Betreuung ihres Kindes besser händeln zu können, oder es gar ganz aufgeben müssen noch arbeiten zu gehen. Das ist individuell natürlich sehr unterschiedlich, aber auch hier bedarf es einer Hilfe von außen, da man selbst oft keinen Nerv mehr zum Denken und Handeln hat. Wenn die Partnerschaft unter der enormen Belastung einer MS leidet, ist es ebenfalls sinnvoll, sich professionelle Hilfe zu holen.

Des Weiteren nimmt man gerne auch einmal die ein oder andere nicht von den Krankenkassen bezahlte Therapie in Anspruch, die dann ebenfalls fristgerecht bezahlt werden muss. (Zum Beispiel Hippotherapie oder besondere Physiotherapeutischen Maßnahmen usw.).

Oft vernachlässigen Eltern auch ihre eigene Beziehung, da sie sich ganz und gar für das kranke Kind aufgeben und/oder aufopfern.

Dabei ist es wichtig, auch für sich selbst zu sorgen, ebenso wie für die Partnerschaft an sich.

> ➢ **Nur wer als Elternteil selbst einigermaßen ausgeruht und fit ist, also auch achtsam sich selbst gegenüber ist, kann die nötige Kraft für sein Kind aufwenden.**

Es ist immer hilfreich, wenn Sie eine Freundin/Freund zum Reden haben, denn niemand kann all diese Sorgen alleine tragen. Deshalb appelliere ich auch wiederholt an professionelle therapeutische Hilfe. Gönnen Sie sich dieses „Bonbon", denn sich alleine durch diesen Dschungel kämpfen zu müssen, hat seine Grenzen.

Offen mit dem Kind/Jugendlichen zu reden, ist ebenfalls dringend notwendig. Sie miteinzubeziehen und ernst zu nehmen, ist eine Grundvoraussetzung für sozial verantwortliches und demokratisches Handeln.

Seien Sie sich gewiss, dass Ihr Kind zu einem besonders reifen Menschen heranwachsen wird. ☺

Ich habe kürzlich unter völlig anderen Umständen eine 19-Jährige getroffen, die von einer ebenfalls unheilbaren Erkrankung betroffen ist. Wir kamen zufällig auf das Thema Krankheiten zu sprechen und was ich bei ihr an Reife und äußerst starker Tiefsinnigkeit erlebt habe, hat mich tief beeindruckt. Kinder, die solch ein Schicksal zu meistern haben, reifen meist früher als Gleichaltrige. Noch dazu jammern sie weniger häufig über gesundheitliche Kleinigkeiten, da sie es gewohnt sind, tägliche Beschwerden oder Schmerzen aushalten zu müssen, oder zumindest schubweise. Das prägt und macht erwachsen!

Selbst bei meinen Kindern kann ich Ähnliches beobachten und sie sind „nur" Kinder einer Betroffenen: aber auch sie wurden mit 6 und 9 Jahren mit einer auf einem Auge erblindeten Mutter konfrontiert, die noch dazu kaum laufen konnte und extrem viel Ruhe brauchte. Unser Leben hat sich von dem einen auf den anderen Tag völlig verändert. Es kehrte zwar zum Glück wieder Normalität ein, aber eine „andere" Normalität. Ich konnte Vieles, das Eltern ihrer Klassenkameraden machen konnten (an Ausflügen teilnehmen etc.) nicht mitmachen, weil mir die Kraft fehlte; ich brauchte ständig Pausen; war öfters krankgeschrieben und zu manchen Zeiten wirklich nicht fit. Sie sind damit aufgewachsen und haben sich arrangiert. Arrangiert mit ihren Ängsten, um mich, um sich und ihre und meine Zukunft. Aber es hat sie zu starken Menschen gemacht – und sie vor allem in der späten Pubertät stärker waren, als mach Gleichaltrige. Sie haben sich zu sehr sozialen und höchst empathischen Kindern und Erwachsenen entwickelt.

Ihre Beziehung zu Gehandicapten ist, auch durch meine jetzige Arbeit als Bloggerin und Autorin und den damit verbundenen Gruppentreffen, deutlich entspannter, beziehungsweise „normaler" und weniger „dramatisch" geworden. Ich kann sehr stolz auf sie sein und ihre Partner tragen all das ebenfalls empathisch mit.

Damit möchte ich Ihnen Mut machen – für sich selbst und Ihre Familie, Ihre Kinder, die Geschwister und sogar Freunde.

- ❖ *Das Leben ist nicht zu Ende, es ist nur ein neuer Anfang.*

Ganz sicher brauche ich meine MS nicht. Sie braucht niemand! Und ich bin ihr auch nicht dankbar, wie es viele andere gerne ausdrücken. Ich habe mich zwar weiter entwickelt und konnte mich Dingen widmen, zu denen ich vorher weder „Zeit noch Nerv" gehabt hätte, aber dankbar bin ich deswegen noch lange nicht! Wäre ich gesund, hätte ich ganz andere Möglichkeiten gehabt und hätte diesen Weg vielleicht auch eingeschlagen – das weiß einfach niemand!!!

Und trotzdem versuche ich, aus der IST-Situation das Beste zu machen und es gelingt mir mittlerweile recht gut.

Kinder schaffen dies noch viel schneller – sogar wenn sie selbst betroffen sind. Sie sind anpassungsfähiger, nehmen Vieles einfach als gegeben hin, leben mehr im Hier und Jetzt und wollen sich auch einfach nicht sorgen. Von dieser Sorglosigkeit können wir viel lernen.

Ich möchte Sie ermuntern, sich wenn möglich, ein klein wenig mehr auf diese Sorglosigkeit einzulassen.

Ich bin mir dessen bewusst, dass vielen Eltern einfach nur „das Wasser bis zum Hals steht" und sie mit diesen Zeilen nicht viel anfangen können. Das tut mir leid… deshalb scheuen Sie sich bitte nicht, auch finanzielle Hilfen anzunehmen. Das Sozialsystem unseres Staates ist nicht wirklich gut durchdacht – das spürt man spätestens, wenn man in eine Notlage kommt (auch darüber könnte ich mit vielen traurigen Ereignissen und Erlebtem Bücher füllen), aber immerhin haben wir ein Sozialgefüge und Anspruch auf manch eine Leistung. Wenn Sie in solch einer Lage sind, nehmen Sie sich doch dieses RECHT, fordern Sie es ein und beantragen Sie finanzielle Hilfe.

Es gibt über die Krankenkassen beispielsweise auch Möglichkeiten zu Haushaltshilfen – informieren Sie sich.

- ✓ Die DMSG wäre einer Ihrer Ansprechpartner, um Ihnen Hilfsmöglichkeiten aufzuzeigen und Sie auch zu unterstützen!

Neben psychotherapeutischer Hilfe gibt es auch die Möglichkeiten, sich an eine Erziehungsberatung und „Pro Familia" zu wenden. Schöpfen Sie ruhig alles aus, was sich anbietet. Wen man ein krankes Kind hat und das Leben erst einmal aus den Fugen geraten ist, darf man sich jede nur erdenkliche Hilfe **gönnen**. Machen Sie sich das bewusst. Niemand kommt gerne in solch eine Lage, Sie sind unverschuldet hier hinein geraten und deshalb steht Ihnen nochmals alle Hilfe zu.

Ich schreibe das so deutlich, da ich weiß – aus vielen vielen Gesprächen – dass sich viele Menschen aus Scham nicht trauen, solche staatliche Hilfe in Anspruch zu nehmen. Scham ist hier falsch platziert, denn es geht um das Wohlergehen IHRER Familie, IHRES Kindes und Ihnen selbst.

Als Notfall-Hilfe gibt es auch das Notfall-Telefon in jeder Stadt.

Ich halte es für wichtig, dass Sie sich solch Adressen und Telefonnummern notieren, um in einer Notfall-Situation SOFORT darauf zurückgreifen können.

Manchmal wird man von einer solchen hilflosen Situation mit aller Macht überfallen und weiß keinen Ausweg mehr. Dafür gibt es dann – auch mitten in der Nacht- diese Anlaufstellen.

Sie sind es WERT,
dass man Ihnen und Ihrer Familie hilft.

Ich weiß, dass es schwer ist, sich einzugestehen, dass man solcher Hilfe bedarf. Das habe ich in Bezug auf meine eigene vorzeitige Verrentung auch erleben müssen. Deshalb aber ist es so wichtig, sich frühzeitig mit all diesen Belangen auseinander zu setzen.

Sie sind für Ihr Kind mitverantwortlich – das sind alle Eltern! Und für ein krankes Kind nimmt die Bedeutung zu. Lassen Sie sich helfen, oder helfen Sie auch Anderen, wenn Sie spüren, dass sie sich in einer Notlage befinden ...

Ich habe in meinen Gesprächen mit betroffenen Eltern zum Glück immer wieder gehört, dass sie sich notfalls professionelle Hilfe genommen haben und bin sehr froh über diese Einsicht. Das Anliegen der Eltern war es immer, für ihre Kinder stark sein zu können – und das heißt ganz oft, dass man sich Unterstützung holen muss. Das ist OK – es ist wichtig, dass sie sich das sagen. Jeder Mensch darf sich psychologische Hilfe holen und Sie in ihrer besonderen Situation erst recht!

Deshalb möchte ich auch noch einmal an Facebook oder andere Foren erinnern: die Gemeinschaft und die einmalige Hilfsbereitschaft, die in manchen Facebook-MS-Gruppen herrscht, ist wirklich enorm. Hier kann man Freundschaften aufbauen, die auch im wahren Leben existieren können.

*Bleiben Sie mutig,
das wünsche ich Ihnen von Herzen!*

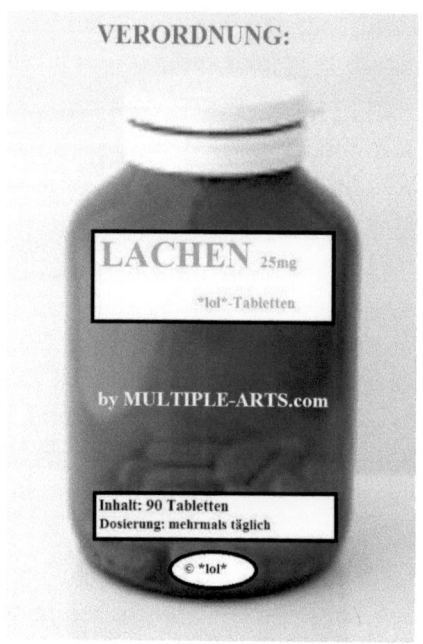

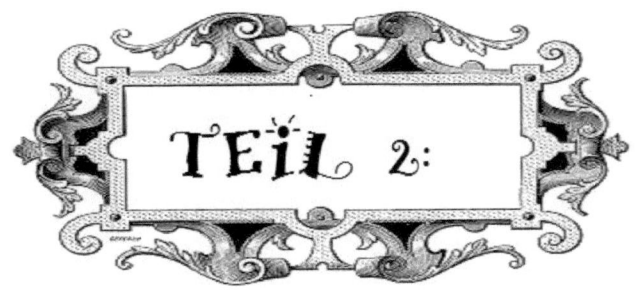

TEIL 2:

FÜR Kinder und Jugendliche - eine Erklärung:

Smiley erklärt MS und er weiß Bescheid,
da sein Frauchen MS hat.

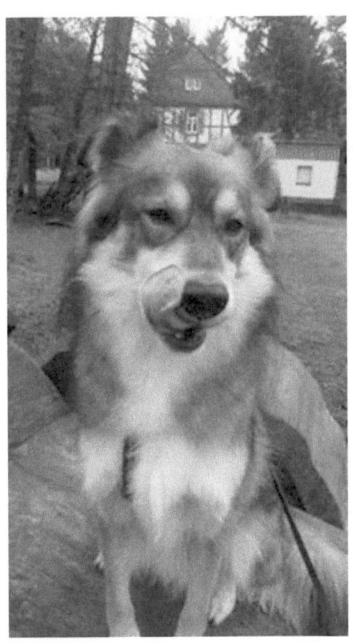

„MS kann jeder Mensch bekommen. Mein Frauchen hat Multiple Sklerose (MS).

Meistens bekommen Menschen sie erst, wenn sie erwachsen sind, aber sogar manche Kinder können MS haben. Das ist aber selten.

MS ist eine Entzündung im Gehirn, aber diese kann man nicht sehen, wenn man mein Frauchen anguckt. Um diese Entzündungen sehen zu können, muss mein Frauchen in einen Apparat, der sich MRT nennt. Dort werden Fotos von ihrem Gehirn gemacht. Ich habe mir diese Fotos einmal angeschaut und tatsächlich: dort sind weiße Flecken zu sehen, die hier nicht hingehören. Das sind also die Stellen, die entzündet waren und dann hart wurden und die Nerven beschädigen.

MRT-Bild: Die Pfeile zeigen Dir die weißen Flecken.

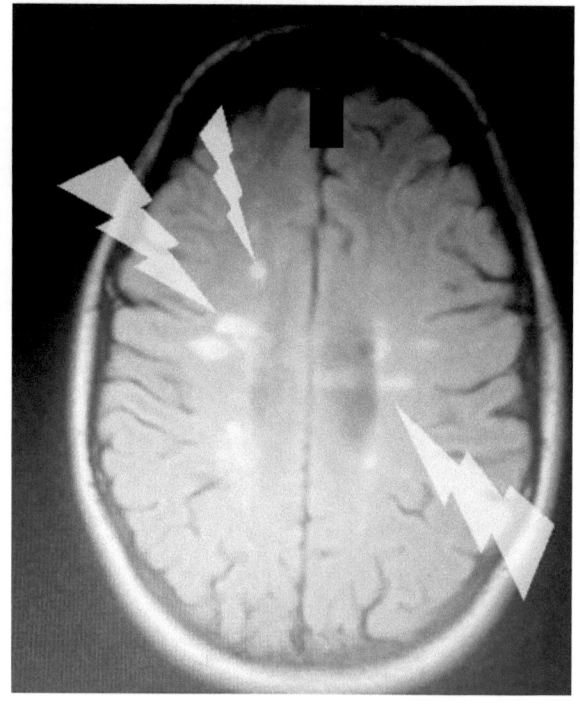

Da das niemand verstehen kann, stellt Euch einmal ein Stromkabel vor. Da ist das blanke Kabel (lasst Euch sowas mal von Euren Eltern zeigen) und um das Kabel herum ist eine Schutzhülle.

Jetzt stellt Euch vor, es würde ein Mäuschen kommen und würde dieses Kabel anfressen. Dann ist die Schutzhülle beschädigt, oder sogar ganz weg. So ist das mit den Entzündungen.

- ❖ Das Kabel von meinem Frauchen = das sind die Nervenbahnen und die werden sozusagen „angefressen" – das sind die Entzündungen.

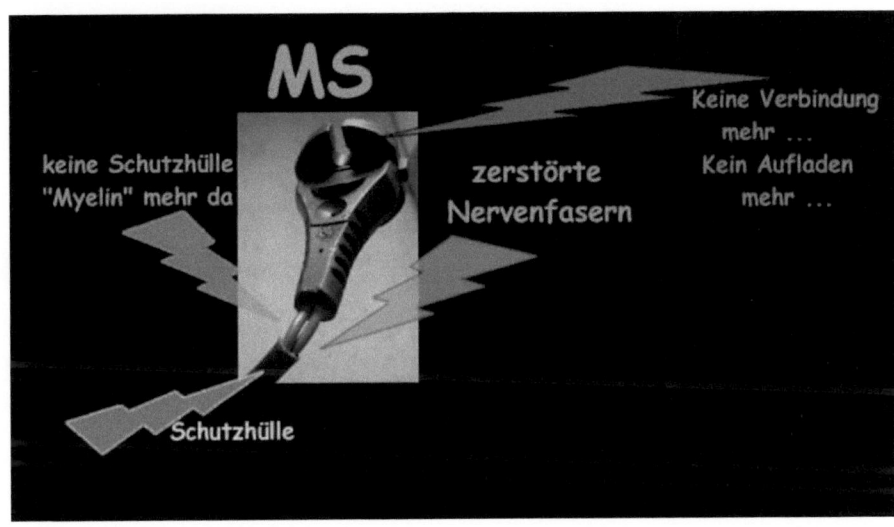

Wenn nun zum Beispiel eine Nervenbahn angefressen wird, die vom Gehirn zum linken Arm meines Frauchens führt, dann ist ja das Stromkabel kaputt, das heißt, die Nervenbahn ist zerstört. Deshalb kann es sein, dass sie den linken Arm nicht mehr richtig bewegen kann. Oder dass der Arm kribbelt, oder die Hände taub sind. Hattest Du schon einmal eingeschlafene Füße? So fühlt es sich an, wenn etwas bei einem MS`ler taub ist. Nur, dass es meistens nicht mehr aufhört.

So, nun aber zum Kabel: wenn man bei diesen Entzündungen der kaputten Nervenbahn (Stromkabel) nun zum Beispiel Kortison bekommt – das ist ein ganz starkes Medikament - dann kann es mit viel Glück sein, dass sich das Stromkabel fast von alleine wieder repariert. Manche Leute mit MS haben Glück und es wird alles wieder so gut, wie es vorher war. Da haben der eigene Körper und das Medikament dann die Nervenbahn repariert. Wenn die Entzündung aber schlimmer war, kann es sein, dass man es nicht mehr reparieren kann und dann ist zum Beispiel die Hand für immer taub oder kribbelt.

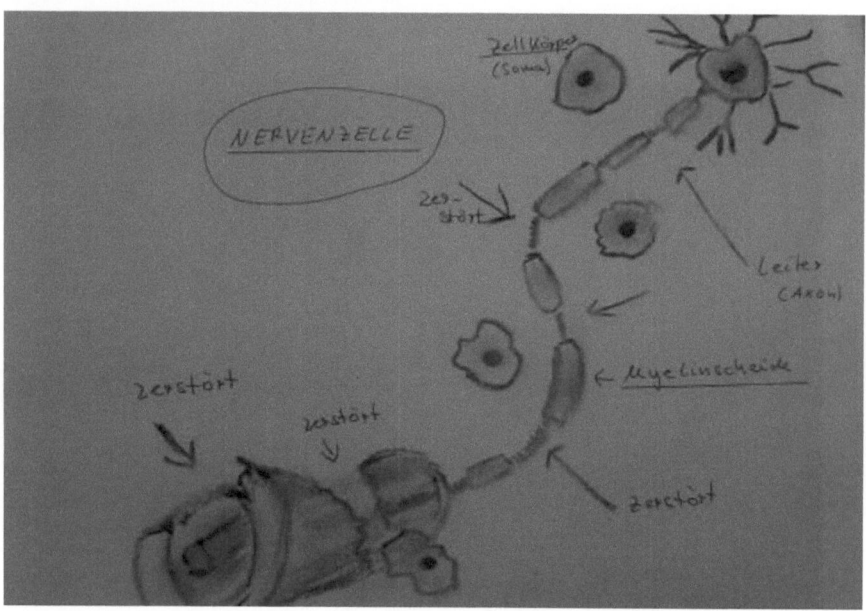

Dieses Beispiel kann man in ganz verschiedenen Varianten erzählen: die kaputten Nervenbahnen können Vieles bewirken. Manche MS`ler haben vielleicht oft Schmerzen, die schlecht weggehen, oder sie können nicht mehr so gut laufen, weil die Nervenbahnen zu den Beinen entzündet und kaputt sind. Manche Leute können auch nicht gut sprechen oder sie haben Probleme mit dem Sehen, weil die Augen von Entzündungen betroffen sind.

Im MRT kann man dann diese Entzündungen, die nicht mehr weggegangen sind, sehen: als weiße Flecken.

Aber mein Frauchen macht immer Späße: sie sagt: „Immerhin habe ich den Beweis, dass ich ein Gehirn habe. Auch, wenn es Flecken hat. Andere Leute haben keinen Beweis dafür!".

Sie meint dann damit, dass es Leute gibt, die vielleicht so dumm sind, dass man denken könnte, sie hätten gar kein Gehirn. ☺

Aber alle MS`ler haben so viele Fotos von ihrem Gehirn, dass sie immerhin wissen, dass sie eines haben. Es ist gut, wenn mein Frauchen Witze darüber macht. Denn so eine Krankheit ist nicht wirklich lustig. Wenn man aber Späße darüber macht, können alle mitlachen und man nimmt es nicht so schwer.

Manchmal läuft mein Frauchen auch mit einem Gehstock. Das war erst sehr fremd und komisch für mich. Aber ich sehe, dass es ihr hilft und deshalb freue ich mich für sie.

Manchmal hinkt sie auch, das sieht etwas komisch aus. Aber mir macht das nichts aus. Ich habe mein Frauchen so lieb, da ist es mir egal, ob sie hinkt oder nicht. Das ist so, wenn man sich ganz doll liebt. Das weiß ich von meiner Hundefreundin Fine.

Oft ist mein Frauchen auch sehr sehr müde und ganz schlimm erschöpft. Dann muss sie sich sofort hinlegen und ausruhen. Das nennt man Fatigue. Ich spüre es immer, wenn es ihr so geht… und dann bin ich ganz still und leise und lege mich auch hin. Mein Frauchen liebt es, wenn ich mich dann zu ihr kuschele. Hunde schlafen übrigens viel. Mein Frauchen sagte mal, dass sie manchmal wie ein Hund sei, weil sie auch immer so müde ist. ☺"

Weitere Tipps für Jugendliche:

Es gibt einen Ratgeber für Kinder und Jugendliche, der über die Klinik in Göttingen angefordert werden kann.
Ansprechpartner und E-Mail: paediatrie2@med.uni-goettingen.de

Und es gibt eine Webseite, die ich unbedingt empfehlen möchte, die sich auch direkt an die Kinder und Jugendlichen wendet: http://www.children-ms.org/

Letztere erklärt einleuchtend, was es mit MS auf sich hat:

„Multiple Sklerose (oder kurz MS) ist eine rätselhafte Erkrankung des Nervensystems. Sie wird nicht umsonst die „Krankheit der tausend Gesichter" genannt. Einiges wissen Experten aber sicher:

Du wirst nicht daran sterben

Du wirst wahrscheinlich nicht im Rollstuhl landen

Du kannst weiterhin Freunde haben und Dich verlieben

Du kannst Sport treiben

Du kannst eine Ausbildung machen oder studieren

Es gibt Medikamente, die MS in Schach halten

Und vor allem: Du bist nicht alleine!

Man schätzt, dass in Deutschland jedes Jahr zwischen 60 und 100 Kinder und Jugendliche die Diagnose MS bekommen.

Auch wenn Dich Deine Krankheit oft tierisch nerven wird: Sie hindert Dich nicht daran, ein glückliches und erfülltes Leben zu führen. Ein erster Schritt ist es, Dich über alles Wichtige zu informieren."

Auf dieser Homepage findet man auch Links zu Forschungen und Untersuchungen und fühlt sich somit nicht alleine gelassen.

Eine weitere empfehlenswerte Homepage ist:

http://www.kinder-und-ms.de/teens/multiple-sklerose/

> Auch hier wird behutsam aufgeklärt:

„MS ist die Abkürzung für Multiple Sklerose. Der Name heißt frei übersetzt "vielfach harte Narben". Der Name wurde vor rund 100 Jahren gewählt, weil sich bei MS an verschiedenen Stellen im Gehirn und Rückenmark Nerven entzünden. Wenn die Entzündung abklingt, können sich harte Narben bilden.

Das Gehirn ist die Schaltzentrale, von der aus alles, was ein Mensch tut, gesteuert wird. Das fängt beim Denken an und hört beim Heben des Fußes auf. Die dazu notwendigen Befehle sendet das Gehirn über Nerven und Nervenbahnen aus. MS beschädigt die Nervenbahnen, so dass diese Befehle verspätet ankommen. In manchen Fällen erreichen sie nie ihr Ziel.

Welche Beschwerden die MS auslöst, richtet sich danach, welche der unvorstellbar vielen Nervenleitungen, die ein Mensch hat, durch Entzündung und Narben beschädigt oder zerstört sind. Einige Beispiele: Der Gleichgewichtssinn ist gestört, was zu einem torkelnden Gang führt, der Arm zittert, die Augen sehen schlecht. Ein großes Problem für MS-Kranke ist die große Müdigkeit, unter der sehr viele von ihnen leiden.

MS kann noch nicht geheilt werden, weil noch nicht jede der vielen Ursachen, die MS auslösen, erforscht sind. Es gibt aber Medikamente, die die Krankheit in vielen Fällen aufhalten. Außerdem können die Beschwerden, die MS verursacht, recht gut behandelt werden. Auch mit MS kann man ein glückliches Leben führen.

In Deutschland haben ungefähr 120.000 Menschen MS. Das entspricht der Einwohnerzahl der Städte Bremerhaven, Wolfsburg, Göttingen, Bottrop oder Ulm. Zum Vergleich: An Diabetes (Zuckerkrankheit) vom Typ 2 (das ist der sogenannte Altersdiabetes) sind in Deutschland rund 3,5 Millionen Menschen erkrankt. MS ist also eine recht seltene Erkrankung. Ihre Erforschung wird seit ungefähr 60 Jahren vorangetrieben."

Es wird weiter erklärt,

- wie das Immunsystem funktioniert
- wie das Nervensystem funktioniert
- welche Ursachen MS hat
- was ein Schub ist
- welche Beschwerden (Symptome) bei MS auftreten"

Weitere Infos findet Ihr auf der Webseite selbst.

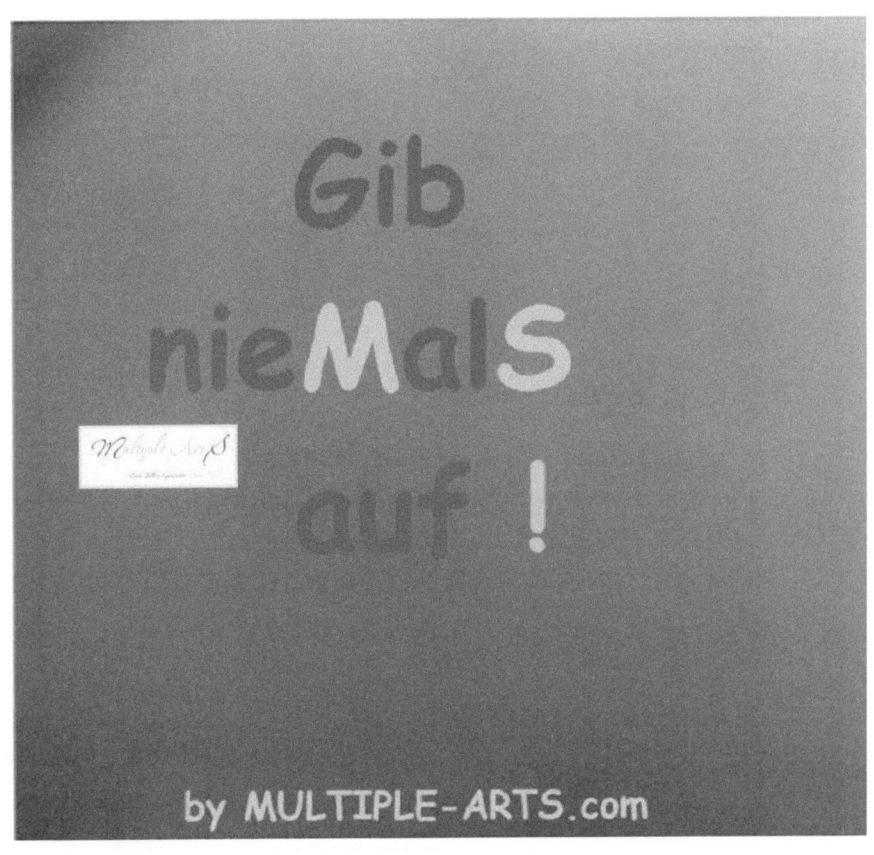

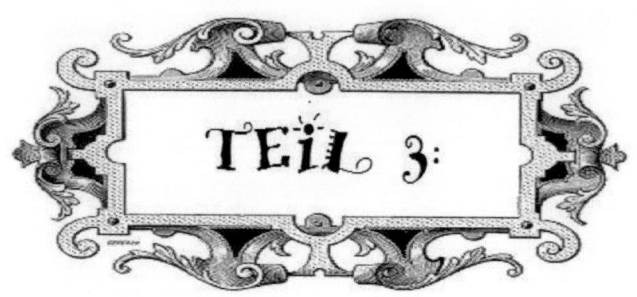

Meine Texte:

Wer meine anderen Bücher kennt, weiß, dass ich mir viel von der Seele schreibe. Durch unzählige Rückmeldungen durfte ich erfahren, dass sich Betroffene darin wiedererkennen und Angehörige so die MS besser verstehen. Deshalb möchte ich ein paar dieser Texte auch hier mit Ihnen teilen.

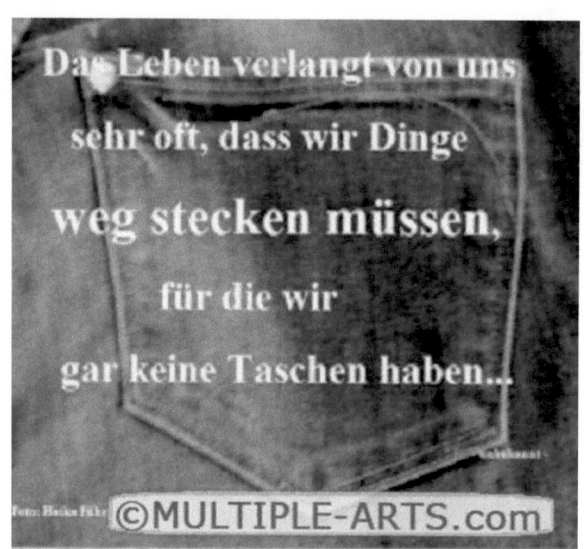

*"Was wir alles weg stecken müssen"

Tatsächlich frage ich mich manchmal, wohin ich all meine Sorgen und Ängste stecken soll!

Wenn man keine Taschen mehr zum Wegstecken hat, weil alle schon besetzt sind, hat man ja des Öfteren „Schubladen", in die wir was stecken können.

Aber die MS lässt sich weder in eine Tasche packen (und sei diese noch so groß), noch in eine Schublade stecken. Schubladen sagt man ja im Volksmund etwas Stereotypes nach. Man soll nicht „alles in eine Schublade" stecken.

Die MS ließe sich sowieso nicht in eine Schublade stecken, da sie ja bekannter Maßen über 1000 Gesichter verfügt. So viele und unterschiedliche Laden gibt es gar nicht.

Auch andere MS-Symptome lassen sich nicht unbedingt in eine Schublade pressen. Schwindel, zum Beispiel - da gibt es den Dreh - oder Liftschwindel und noch viele Arten mehr. Man müsste Schränke bauen – mit vielen Schubladen. Dann könnte man die Schränke nach Themengebieten sortieren und dort dann die unterschiedlichen Symptome ablegen.

Meine Fatigue: SO groß kann kein Schrank sein, dass sie hineinpassen würde. Sie nimmt einen unermesslich großen Raum ein. Das Universum, samt Paralleluniversen, würde vielleicht passen …

Oder meint Ihr, Herr Uthoff (= Uhthoff-Phänomen: Verschlechterung der MS-Symptome bei Temperaturanstieg) würde sich in eine Schublade beordern lassen? Nie und nimmer! Dieser Herr, wir wissen das, ist sehr anspruchsvoll. Wobei ich diesen unliebsamen Gast ja am liebsten vor der Tür, möglichst im Nassen, stehen lassen würde. Für ihn wäre mir selbst noch eine Schublade zu „fein" und sei sie noch so schäbig!

Migräne: sie ist auch mit vielen Fratzen versehen und lässt sich nicht jedes Mal in die gleiche Schublade verfrachten. Sie müsste vermutlich in der Nähe von Werkzeugen gelagert werden, weil sie mit einem so heftigen Hämmern und Klopfen erscheint. Da könnte man auch gleich einmal zurück hauen.

Wo würde man die schweren Beine lagern wollen? Sie sind teilweise so schwer, dass der Schrank aus sehr massivem hartem Holz gebaut sein müsste. Zumal sie auch ab und an zucken: es braucht also Platz und es muss Gewicht ausgehalten werden können. Wo findet man einen solch kompetenten Schreiner, der dieses Monstrum zu annehmbaren Preisen konstruieren und bauen würde?

Taube Gliedmaßen: die könnte man in einer sogenannten „Krimskrams-Schublade" unterbringen: einfach hinein werfen und unsortiert vor sich hin dümpeln lassen. Sie sind sowieso manchmal schmerzunempfindlich und taub, was soll`s?! Hinein mit ihnen!

Die lieben Gleichgewichtsstörungen: da braucht es nicht so viele unterschiedliche Schubladen, denn das Symptom ist immer gleich: ich verliere das Gleichgewicht und wackele. Vielleicht könnte man dem Gleichgewicht einen Rollator oder einen Stock mit in die Schublade legen? Für „alle Fälle"..?

Und dann kommen wir auch schon direkt zur gestörten Koordination: sie würde ich auch gerne wegstecken! Das Problem mit der Selbigen ist, dass man sie nicht zu nah zu den anderen Symptomen delegieren darf, da sie sonst noch unruhiger wird als üblich und das könnte für das gesamte Schrankgefüge Konsequenzen haben. Also lagern wir sie weit ab und hoffen, dass sie sich beruhigt.

Und wo stellen wir die kognitiven Leistungsstörungen ab??? Mir fällt partout keine Tasche, keine Schublade ein. Ein Lastkraftwagen? Das könnte passen. Zur Müllhalde soll er sie bringen, diese Störungen. Ballast abwerfen, wenn sich schon keine Tasche mehr zum Wegstecken findet.

Meine Depressionen, die sich immer einmal wieder anmelden: da reichen kleine Taschen, aber viele! Sie habe ich nicht so oft, aber wenn sie auftreten, würde ich sie gerne wegstecken, in eine Tasche packen, die ich am liebsten auf Reisen schicken würde: weit weg. Depressionen sind im sowieso erschwerten MS-Alltag ein weiterer „Klotz am ohnehin schon schweren und tauben Bein"!

Den Schlafmangel werden wir nicht unter bekommen. Dieses schreckliche Missverhältnis zwischen extremer Müdigkeit und Schlaflosigkeit ist ähnlich groß, wie das der Fatigue: also wo nur bringen wir sie unter? Mir fällt vor lauter Erschöpfung nichts dazu ein …

Ach, all die neuralgischen Schmerzen, das Zittern, die merkwürdige Feinmotorik und die grobschlächtige Grobmotorik; passen sie in irgendwelche Taschen? So viele Taschen hat wirklich kein Mensch. Ich habe noch nicht einmal so viele Schuhe, und das will schon etwas heißen ☺

Schicken wir sie ebenfalls auf die Reise, hinein ins Nirgendwo!

Und ich finde, Herr Uhthoff könnte sie, wenn er sowieso hoffentlich wieder geht, gleich mitnehmen. Ach, die anderen Symptome auch. Dann kann ER sich doch einmal Gedanken machen, wohin er alles stecken kann.

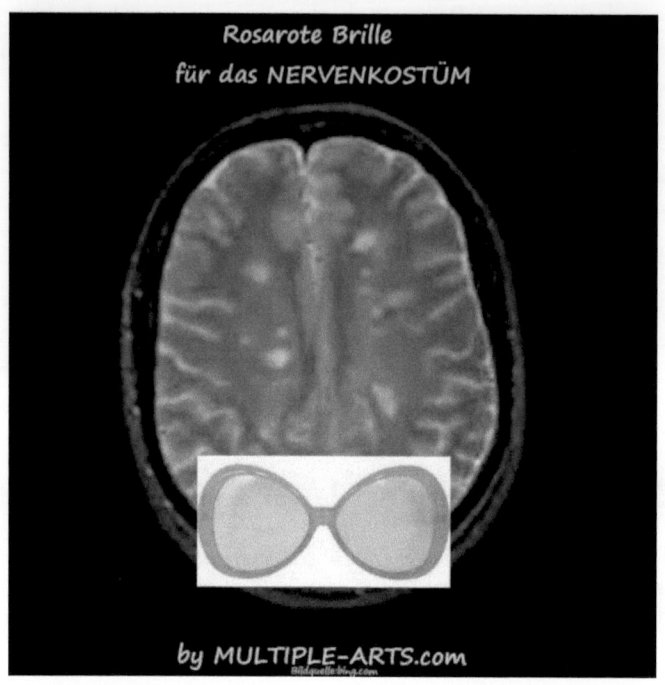

*Shoppen der besonderen Art – mein Nervenkostüm ist kaputt

Hatte ich schon mal erwähnt, dass ich ein neues NERVENKOS-TÜM brauche?

Mein altes ist löchrig, hat Flecken und funktioniert nicht mehr so richtig…

Es ist auch nur noch grau in grau und diese weißen Flecken darauf und darin brauche ich sowieso nicht. An manchen Stellen hat es sogar „black holes", schwarze Flecken. Ja meine Güte, wie sollen meine Nerven denn funktionieren mit derartigen unpassenden Unebenheiten? Noch dazu sind teilweise die Fäden meines Nervenkostüms durchtrennt. Da MUSS ein neues **Nervenkostüm** her!

Ein buntes hätte ich gerne, mit vielen und großen TASCHEN, in die ich so einiges wegstecken könnte.

Und breite weite Ärmel, aus denen ich so Manches heraus schütteln würde.

Und wenn wir schon dabei sind und Besorgungen machen: ein paar SAMTHANDSCHUHE könnte ich auch gebrauchen. Sie sollen ebenfalls bunt sein, damit es nicht so auffällt, wenn man mich mal nicht so sanft anfasst.

Ich möchte mir auch meine HÄNDE nicht mehr schmutzig machen müssen.

Außerdem neige ich dazu, mir immer jeden SCHUH anzuziehen, deshalb würde ich gerne gleich noch ein Paar, oder zwei Paar, oder ganz viele Paare neue Schuhe kaufen :☺ Das würde mich etwas stützen und würde nicht jedes Mal so unendlich schmerzen.

Und ich mag es nicht, wenn diese weißen Flecken auf „leisen SOHLEN" ankommen. Mit Stöckelschuhen würden sie wenigstens mal vorher klappern.

Ein Paar Stiefel, die ich am Nikolaustag aufstellen kann, würde ich auch gleich noch mit besorgen, denn vielleicht kann mir der Nikolaus ja neue Nerven für mein Nervenkostüm hinein stecken.

Einen schicken Mantel, an dem ich mal so ordentlich den Kragen hochklappen kann, um meinen Nacken zu schützen. Der muss dann nicht so steif bleiben, sondern kann sich mal anlehnen und ist etwas geborgener.

Einen Gürtel dazu, denn ich möchte mir nicht immer wieder den Gürtel enger schnallen müssen. Ein neuer bequemer wäre so schön.

Darunter würde ich einen NIERENWÄRMER anziehen, denn mir geht einfach zu „viel an die Nieren"!

Und dazu bitte noch ein DICKES FELL. Denn ich bin so dünnhäutig und würde viel darum geben, ein dickeres Fell zu haben. Bitte helft mir, eines zu finden.

Damit ich nicht immer „einen auf die MÜTZE bekomme", hätte ich gerne einen schönen flotten Hut, an den ich mir so einige Dinge stecken kann: man kommt ja immer mal in diese Gelegenheit. ☺

Ich hab auch gerne mal „die HOSEN an", denn dann wird mein Nervenkostüm nicht so vorlaut! Also schauen wir auch noch nach neuen Hosen für mich.

„KLEIDER machen Leute" – auch nicht schlecht: ein kleines Schwarzes, um den weißen Flecken einzuheizen. Da bin ich sofort dabei!

Ach, und so zum Schluss:

Ich möchte noch eine neue

ROSAROTE BRILLE haben.

Meine funktioniert offensichtlich nicht mehr so gut, denn die Welt erscheint mir schon lange nicht mehr rosarot.

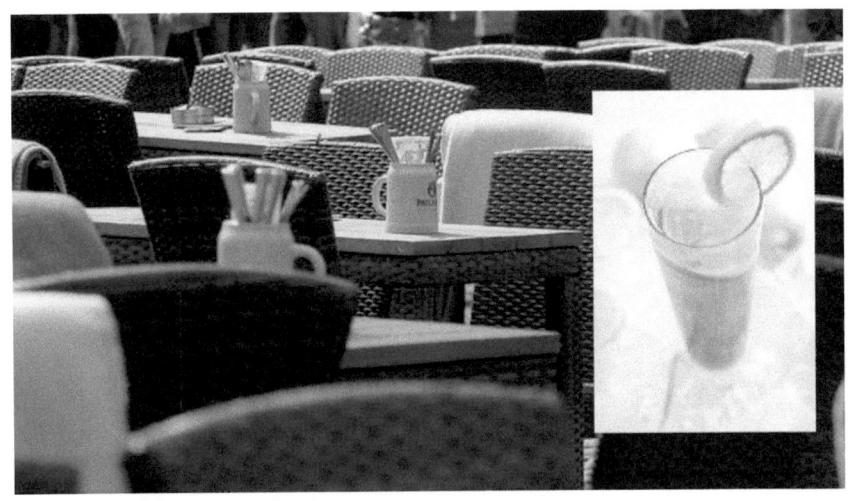

Der äußere Schein

Es ist heiß.

Schwül und drückend.

Die Frau sitzt im Straßencafé und nippt an einem kalten Getränk. Das Glas scheint noch ganz frisch auf dem Tisch zu stehen – es ist noch beschlagen und die Feuchtigkeit tropft schon erbarmungslos am Rand hernieder.

Die Frau sitzt und beobachtet Menschen. Sie sieht zufrieden aus.

- *Sicher macht sie gerade eine Pause zwischen dem Shopping-Marathon, denkt der Mann am Nachbartisch.*

Die Frau wischt sich dezent den Schweiß von der Stirn und hofft, dass sie nicht vom Stuhl kippt. Die Hitze macht ihr schwer zu schaffen. Aber sie lächelt.

Sie lächelt in die Welt hinaus, weil ihr nichts weiter übrig bleibt.

Sie musste sich nach dem anstrengenden Arzttermin im stickigen Wartezimmer einfach nochmal an die Luft setzen, im Schatten und bei einem leichten Lüftchen. Sie muss ihre Gedanken sortieren.

- *Der Mann sieht, wie sie sich den Schweiß von der Stirn abtupft und zückt ebenfalls sein Taschentuch. Es ist aber auch heiß heute, denkt er. Aber die Frau macht einen netten und ausgeglichenen Eindruck. Sie lächelt sogar. Ob ich mal zurück lächle, fragt sich der Mann.*

Der Frau wird es mulmig; Schwindel zieht auf und eine enorme Erschöpfung macht sich plötzlich und heftig breit. Sie kennt ihre Fatigue und doch bekommt sie bei jedem neuen Anfall eine leichte Panik. Panik, weil sie nicht weiß, wie dieser Anfall ausgehen wird. Wird sie locker am Tisch sitzen bleiben können? Würde ihr gleich das Glas aus der Hand fallen? Würde womöglich noch ihr Kreislauf versagen??? Die Frau ist abgrundtief erschöpft und wünscht sich, sie könne sich hinlegen.... In einen dunklen kühlen Raum... In Ruhe ... Ohne Reize von außen.

- *Der Mann schaut zu der Frau und nimmt etwas wahr – er weiß aber nicht was. Er sieht, wie sich die Frau am Tisch fest-*

hält. Warum tut sie das? Sie sitzt doch? Er sieht, wie sie sich etwas nervös erneut den Schweiß abwischt. Er kann nicht wegschauen, irgendetwas fesselt ihn an ihr und ihrem etwas merkwürdigen Gebaren.

Die Frau kann sich nur noch mit größter Mühe zusammenreißen, ihr wird übel und sie hat Angst, dass sie umkippt und ein bedauernswertes Schauspiel abliefert. Sie winkt hektisch der Kellnerin zu und bittet mit dem Handzeichen um die Rechnung… Sie schwitzt, sie ist völlig am Ende und ihre Nerven liegen blank. Im wahrsten Sinn des Wortes.

- *Der Mann sieht, wie die Frau mit ihren Armen herumfuchtelt und die Bedienung zu sich ruft. Er sieht, dass sie noch mehr schwitzt. Er sieht sie lächeln.*

  Er wundert sich, warum sie es so eilig hat… Irgendetwas an ihren Bewegungen ist anders.… Er beobachtet sie aus den Augenwinkeln…

Die Frau kann endlich bezahlen, trinkt noch einen großen Schluck und steht auf.

Nein, sie **versucht** aufzustehen und schwankt. Sie hält sich am Tisch und dann an der Stuhllehne fest, richtet ihre Gliedmaßen und läuft mit übermächtiger Anstrengung an den anderen Tischen vorbei. Sie ist sehr wackelig und möchte nur noch eins: schnell zu ihrem Auto gelangen den Kopf anlegen können, entspannen und warten, bis „es" vorbei ist…

Sie sieht einen Mann am Nachbartisch, der sie beobachtet und lächelt zurück. Mit letzter Kraft.

- *Der Mann sieht die Frau aufstehen, sie schwankt. Ja hat sie denn Alkohol getrunken? So sah ihr Getränk aber nicht aus. Was ist mit ihr? Ach, eben lächelt sie... Scheint ja alles ok zu sein – nur das Schwanken irritiert ihn. Naja, denkt er, es gibt halt merkwürdige Leute.... Und dabei sieht sie doch aus wie da blühende Leben!*

Hallo MS, hallo unsichtbare Symptome!

> "Ich wünsche mir ein Einhorn!"
>
> "Sei realistisch!"
>
> "Na gut, dann wünsche ich mir, dass die MS verschwindet!"
>
> "Ok, welche Farbe soll Dein Einhorn haben???"
>
> by MULTIPLE-ARTS.com
> Bildquelle:bing.de

*MS bestimmt das Leben, aber dominiert es nicht

Es gibt einen „beliebten" Satz, dem ich nicht so ganz folgen kann: "Lasse Dich nicht von der MS dominieren!"

Diejenigen, die das sagen, müssen Unwissende, oder solch glücklich betroffene Leute sein, die so wenig, oder immer wieder zurückgehende Symptome haben, dass diese deren Leben nicht beeinflussen.

Auch ohne negativ zu denken, oder gar zu jammern, ist es bei den meisten MS`lern eine FESTSTELLUNG, dass die MS schon Einiges im Leben entscheidet – also eine Rolle spielt.

Es gibt Tage, da spielt meine MS keine Rolle. Ja, das ist wirklich so.

Erstens liegt es daran, dass ich mich an viele Symptome gewöhnt habe und sie kaum noch beachte (dies setzt allerdings regelmäßiges Training und die Bereitschaft dazu voraus) und zweitens gibt es Tage, an denen ich außer meinen gewohnten Symptomen keine weiteren Beeinträchtigungen habe.

Dass meine Beine immer wieder taub sind, das weiß ich und verschwende meine niedrige Energie nicht darauf, mir darüber täglich, oder gar stündlich Gedanken zu machen.

Dass ich nur ein bestimmtes Arsenal an Kraft habe, weiß ich auch und stelle meinen Alltag darauf ein. Dass ich mich einteilen muss, das ist mir ebenfalls bekannt und so starte ich auch jeden Tag aufs Neue und frohgesinnt.

Dass sich Symptome auf unterschiedlichste Art und Weise und völlig planlos verstärken können, ist mir ebenfalls bewusst.

Aber all dieses Wissen hält mich niemals davon ab, meinen Tag und Alltag wie gewohnt zu planen.

Und ganz oft bin ich abends dankbar, weil mir ein Tag voller Möglichkeiten und Chancen geboten wurde.

An manchen Tagen kann ich die MS mehr oder besser annehmen, als an anderen. Und auch das kenne ich.

Nach 20 Jahren MS-Karriere gewöhnt man sich an so Einiges und schließt auch mit vielen Entbehrungen Frieden.

Und an solchen Tagen bestimmt mich meine MS zwar, aber nur insoweit, dass ich mich ohnehin auf mein Energiemanagement, das Haushalten mit meinen Kräften und Vieles mehr einstellen muss.

Ansonsten aber, hat sie an solchen Tagen keinen Einfluss auf meinen heutigen Tag.

Wichtig ist, dass man sich wirklich immer wieder dieser wundervollen geschenkten Tage bewusst ist und sie zu schätzen weiß.

Denn: es kommen auch andere Tage.

Tage, an denen trotz Wissen und Einhalten meines Energie-Managements die MS ein äußerst eigensinniges Leben führt. Ein Leben, in dem sie mir ganz klar meine Grenzen aufzeigt - meine MS-Grenzen.

Tage, an denen sie mein Leben, meinen Alltag bestimmt. Und zwar auf heftige Art und Weise.

Auf eine Art und Weise, die mich traurig macht, und wütend ... Eine Art, die mich in die Knie zwingt und mich erniedrigt!

So, und nun mal "Tacheles": ist es dann, wenn mich eine heftige Fatigue am Kragen packt, wenn meine Beine beim Gassi gehen nachgeben, so dass ich "schleunigst" nach Hause "gehen" muss, wenn meine Hände und Beine so stark zittern und ich insgesamt nur noch Richtung Couch krieche, ist es dann noch harmlos....? Ist dann die MS nicht mein Leben bestimmend?

Doch, sie ist bestimmend. Sie bestimmt in diesen Momenten, dass ich einen Spaziergang sofort abbrechen muss, dass ich je nach Tagesform gar nicht erst sicher laufen kann; sie bestimmt, dass ich mich unverzüglich hinlegen muss, dass ich eine Party verlassen muss oder Gäste alleine lassen muss, weil ich mich dringend zurück ziehen muss.

Das IST bestimmend.

Das ist traurig und schlimm.

Das kann man nicht mit einem Schulterzucken abtun. Es ist eingreifend. Und es tut weh - unendlich weh, weil es mir aufzeigt, dass mein Leben doch immer wieder geprägt ist von Verlust.

Auch wenn sich natürlich durch eine solche Erkrankung positive Dinge auftun können - Fakt aber ist: ich kann erst einmal nicht mehr so leben, wie ich möchte.

Was ich aber kann, das ist, den kleinen Unterschied zwischen "bestimmen" und "dominieren" wahrzunehmen und diesen Unterschied zu leben.

Meine Form der MS bestimmt mein Leben. Definitiv.

Aber ich lasse mich nicht von der MS dominieren - ich kämpfe, ich lache, ich siege ganz oft, ich übe mich in Dankbarkeit und wertschätze das, was mir noch möglich ist.

Das ist der kleine und so feine Unterschied, der doch ganz gewaltig ist, da er meine Lebenseinstellung beeinflusst.

Und ich möchte mir eine positive Lebenseinstellung bewahren. Lust am Leben, Lust an Dingen, die mir gut tun.

Ich lebe, ich genieße - Hallo MS; Hallo Eigenverantwortung!

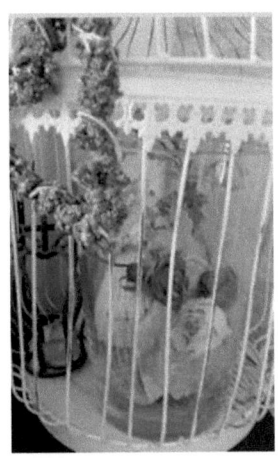

*Ein Glas voller schöner Dinge

Ich hatte vor langer Zeit einmal davon gelesen und dann hat mich eine Freundin wieder auf die Spur gebracht: man kann sich ein schönes Bonbon-Glas mit guten Wünschen und schönen Erlebnissen füllen.

Die Idee, die dahinter steckt, ist simple: oft ist man traurig, depressiv, ängstlich, oder ohne Hoffnung.

Das sind, solange sie nicht bedenklich abrutschen, normale Gefühlsschwankungen eines Jeden und bei chronisch Kranken tritt dies noch gehäufter auf. Verständlicher Weise, denn sie müssen tagtäglich mit den Symptomen und Beeinträchtigungen der Krankheit umgehen. Manchmal gelingt dies besser, manchmal schlechter. Aber im besten Fall hat jeder auch seine guten, schönen und außergewöhnlichen Erlebnisse, Situationen und Gefühle.

Momente und Augenblicke voller Genuss, Glück und Zufriedenheit.

Wenn man sich deren bewusst wird, sie sich auch bewusst macht, dann kann man versuchen, sie fest zu halten.

Manche Situationen kann man per Foto festhalten, andere nur in Gedanken. Und jeder wird es kennen, dass schöne Erlebnisse auch nachhaltig gut tun und sogar prägen.

Um sich für die nicht so guten Tage einen Vorrat an Glücksmomenten zu schaffen, wird von Psychologen empfohlen, sich diese aufzuschreiben.

Man kann sie auf bunte Papierchen schreiben, man kann diese verzieren, oder auch bemalen. Wenn man diese Zettelchen dann in das dafür vorgesehene Bonbon-Glas steckt, kann man sich im Laufe der Zeit viele glückliche Momente sammeln und in Erinnerung bringen.

Es wird empfohlen - wenn einem der Einstieg schwer fällt - abends damit zu beginnen: man kann den Tag Revue passieren lassen und sich einen oder mehrere schöne Augenblicke und Situationen aufschreiben und in das Glas „legen". Das Bewusstmachen des SCHÖNEN an einem Tag ist psychisch gesehen sehr wichtig, denn so wird einem deutlich, dass ein an sich vielleicht grauer Tag doch auch seine Schönheiten, seine hellen Seiten, seine Faszination und etwas Wertvolles hatte. Ohne dieses genaue Hinschauen würde man vielleicht manchen wundervollen Augenblick schlicht und ergreifend übersehen und das wäre sehr schade. So kann man sich selbst aus einem tiefen Loch herausholen und den Blick mehr auf die positiven Dinge lenken, als in den Negativen zu verharren.

Und man kann sich diese Zettelchen in all ihrer Fülle immer mal herausholen und kann sich an den erlebten und schönen Momenten erfreuen. Das Leben ist trotz schwerer Krankheit schön und lebenswert. Man vergisst es manchmal, weil man in seiner Trauer gefangen gehalten wird.

Lasst uns bunte Zettelchen schreiben, eintauchen in die Welt der Freude und somit die Trauer in den Hintergrund drängen!

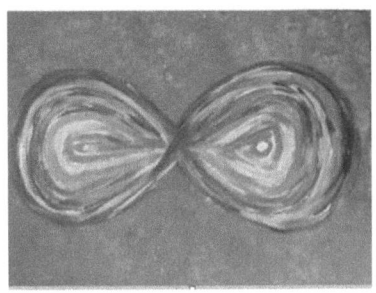

Noch ein paar Impressionen für die Seele:

Ich halte es für äußerst wichtig, dass man sich ein „Hobby" sucht, das einen ausfüllt und gut tut. Mit solch einem Hobby kann man abschalten, meditativ arbeiten und sich ganz in ihm verlieren.

Gerade wenn ein Nahestehender sehr krank ist und man auch Zeit für sich selbst braucht, kann dies enorm helfen.

Ich habe neben dem Schreiben für mich auch das Malen und Zeichnen entdeckt.

Dies hilft mir abzutauchen und wieder neue Kräfte zu sammeln.

Blicken Sie doch mal tief in Ihre Seele – vielleicht finden Sie ebenfalls etwas, das Ihnen zur Muße werden und sie zur inneren Ruhe führen kann und Ihnen eine Balance gibt.☺

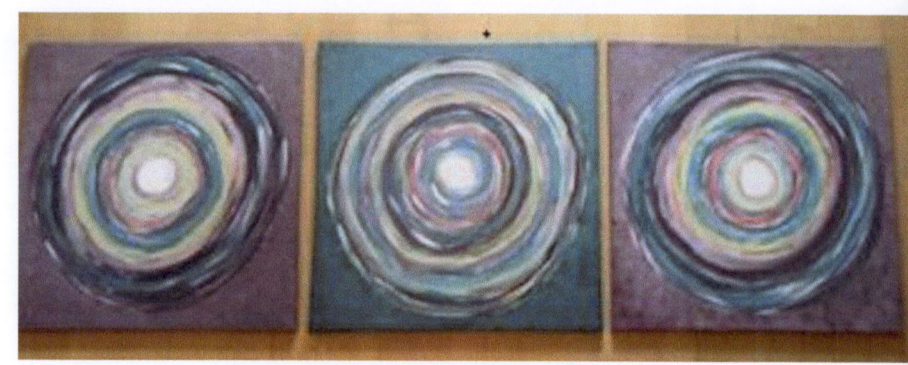

ENERGIE-Bilder

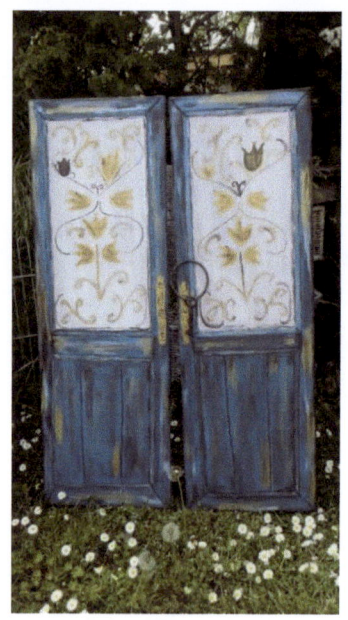

Orientalische Shutter

LACHEN:

> Es gibt Menschen,
> die große Talente haben
> oder etwas ganz Besonderes können.
>
>
>
> Und dann gibt es mich!
> Ich bin gerade beim Umdrehen
> vom Sofa gekullert...
>
> by multiple-arts.com

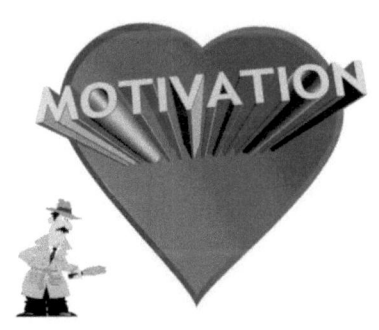

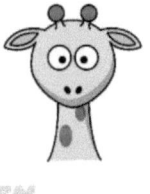

HABT IHR MEINE MOTIVATION GESEHEN ..?

SIE IST MIR EINFACH DAVON GELAUFEN ...

Multiple-artS.com

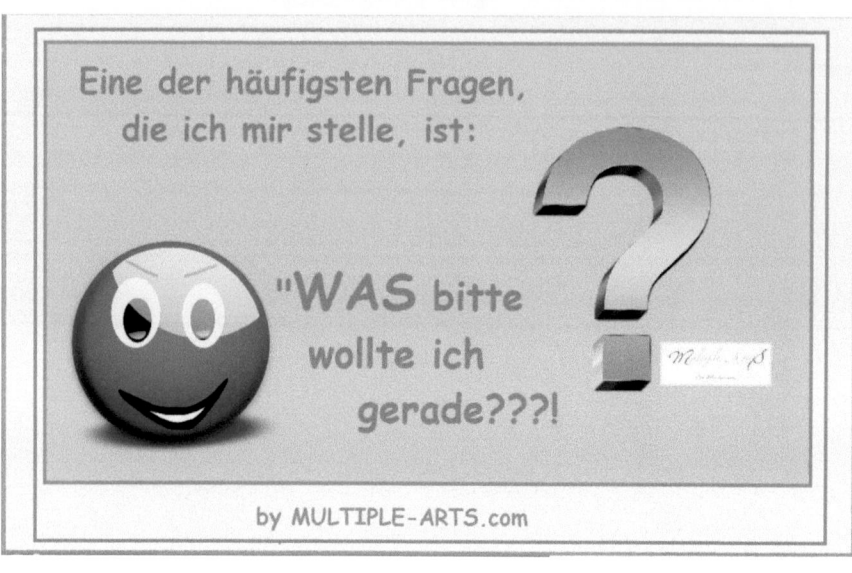

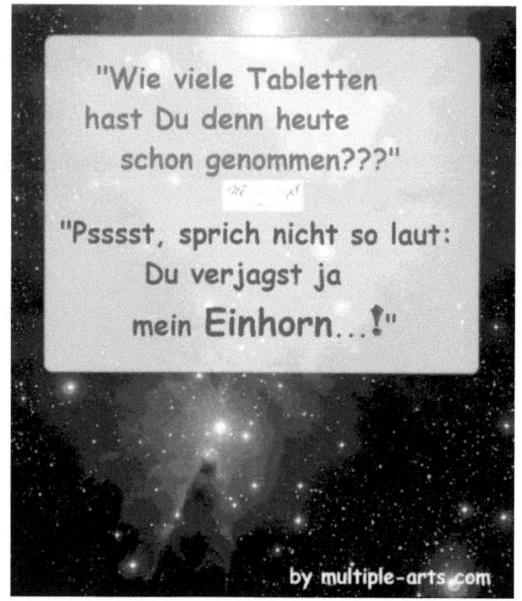

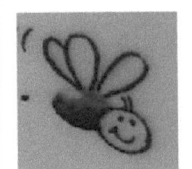

Eben ne Mücke an der Wand zerquetscht:

Schnell mit Edding große Ohren und Schwanz dran gemalt:

➡ Halt mal aus ner **MÜCKE** einen **ELEFANTEN** gemacht !!!

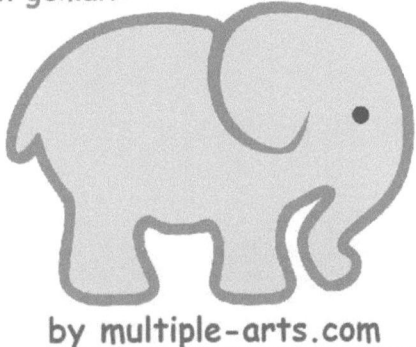

by multiple-arts.com

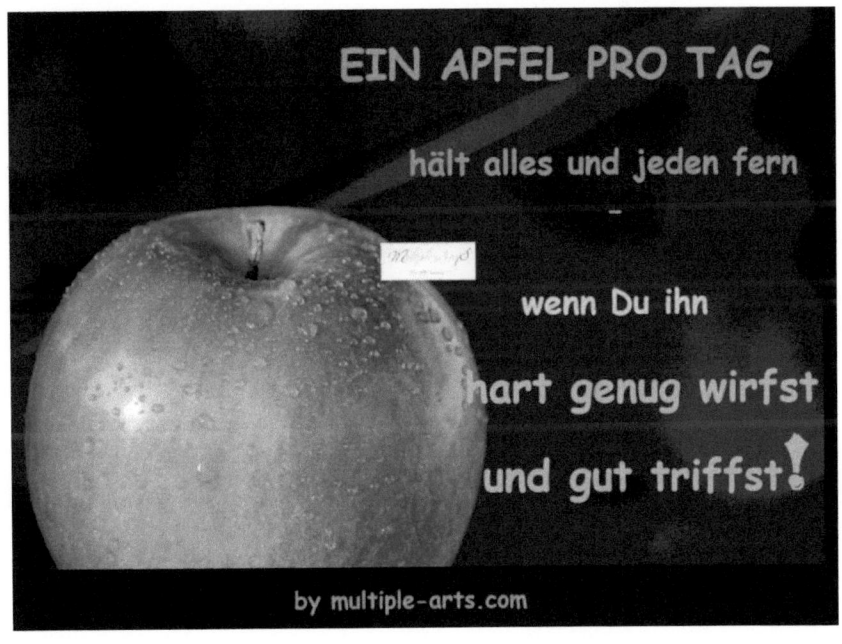

EIN APFEL PRO TAG

hält alles und jeden fern

wenn Du ihn

hart genug wirfst

und gut triffst!

by multiple-arts.com

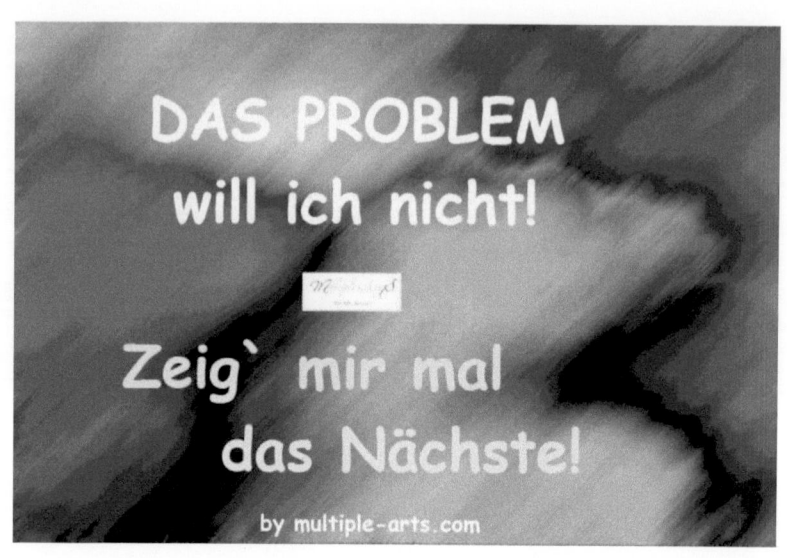

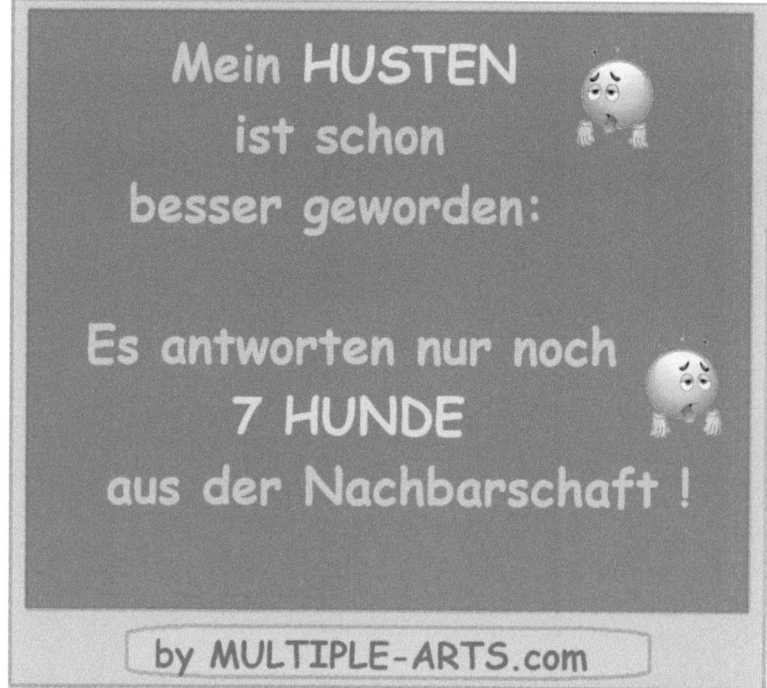

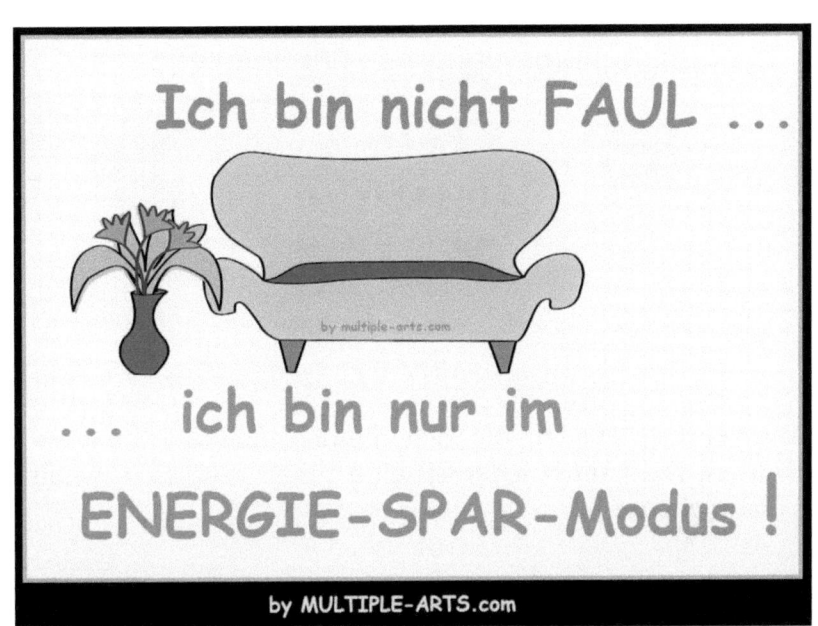

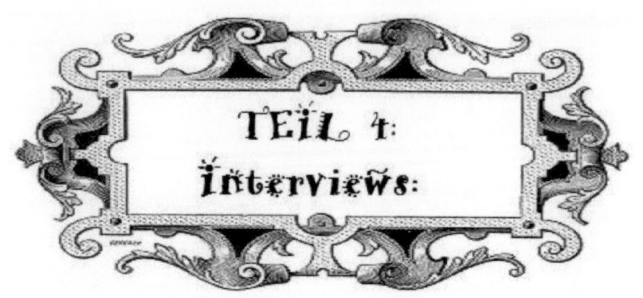

TEIL 4: Interviews:

Danke, dass Du Dir die Zeit nimmst, meine Fragen zu beantworten. Du kannst jederzeit eine Frage auslassen, wenn sie Dir unangenehm ist.

Familie A: Mama, Papa und Sohn (13 Jahre alt)

Interview Eltern:

❖ *Wann habt Ihr die Diagnose erhalten und wie alt war Dein Kind damals?*

Unser Sohn war gerade zwölf Jahre alt geworden als wir die Diagnose erhielten. Er erzählte uns, dass er auf einem Auge das Gefühl habe einen blauen Balken zu sehen. Uns war sofort klar, dass dies keine Kleinigkeit war und die Untersuchung beim Augenarzt war dementsprechend niederschmetternd. 40 Prozent Sehvermögen; das Auge an sich gesund – also entweder ein Hirntumor oder eben etwas anderes....

❖ *Erinnerst Du Dich noch an den Tag der Diagnose und wie ging es Dir dabei?*

Es war der dreizehnte Mai 2014; ich würde wetten, keine Mutter oder Vater würde diesen Tag jemals vergessen.

❖ *Wie lange hat es gedauert, bis die Diagnose festgestanden hat?*

Da wir beide in medizinischen Berufen tätig sind, gelang es mir noch am selben Abend nach dem Augenarzttermin ein MRT zu bekommen. Schon zwei Stunden danach hatten wir die Diagnose, die mir von einem sehr lieben Kollegen noch mit Verdacht sehr einfühlsam vermittelt wurde. Wir sind dann gleich am nächsten Tag in eine andere Klinik gegangen, die die Diagnose MS nach Lumbalpunktion und weiteren Tests bestätigte. Er bekam sofort Cortison für fünf Tage.

❖ *Wie hat Dein Kind auf die Diagnose reagiert?*

Er war immer bei allen Gesprächen dabei und wir haben viel mit ihm gelesen - in Heften, die uns die Klinik gegeben hatte. Er hat eigentlich überhaupt nicht darauf reagiert. Mittlerweile kann ich es verstehen: ein Heft, in dem alle möglichen Behinderungen aufgeführt sind, die man jemals bei MS bekommen kann, überfordert nicht nur Eltern am Anfang einer Diagnose, sondern ganz bestimmt auch ein Kind. Er fühlte sich gut und er konnte sich bei weitem nicht vorstellen, dass das alles mal kommen könnte. Ich würde es nicht mehr mit ihm lesen, obwohl es für Kinder und Jugendliche gemacht ist.

❖ *Welche Verlaufsform hat Dein Kind?*
Schubförmig.

❖ *Nimmt Dein Kind Medikamente und/oder achtet Ihr auf eine besondere Ernährung?*

Er bekam sofort eine Basistherapie mit Interferon. Er spritzt sich dreimal pro Woche und macht das ganz cool. Die Ernährung haben wir auf vegetarisch, Lactosefrei, Glutenfrei, Zuckerfrei und Salzarm umgestellt. Er isst viel Obst und Gemüse. Das Buch von Terry Wahls hat uns dabei sehr geholfen.

Er bekommt Fischöl-Kapseln, Kurkuma, Vitamin D und ein paar Vitamine, sowie Acerola in den Saft als Vitamin C-Zusatz. Er macht viel Sport und er ist viel an der frischen Luft.

❖ *Seid Ihr offen mit der MS umgegangen?*

Von Anfang an sind wir offen mit der MS umgegangen. Natürlich hat es uns alle verändert - gerade wir Eltern waren sehr traurig und wir dachten uns: wie sollen uns Familie, Freunde und Kollegen verstehen, wenn sie nicht wissen, worum es geht. Im Gymnasium haben wir nur mit den wichtigsten Lehrern gesprochen und unser Sohn hat es seinen Freunden selbst erzählt. Die Schule hat super reagiert und obwohl bis heute noch keine Extras benötigt wurden, denke ich, es gäbe keine Probleme. Wenn ich zu meinem Sohn sage: „Ziehe eine Jacke an, Du weißt, dass Deine Leucos niedrig sind und Du darfst dich nicht erkälten.... Du weißt, dass dies ein Schub auslösen kann!".... dann sagt er: „Mama Du nervst, ich bin ein ganz normales Kind!"

❖ *Habt Ihr professionelle Hilfe in Anspruch genommen?*

Professionelle Hilfe hatten wir keine. Unser lieber Kinderarzt (und das meine ich ernst, denn ich mag ihn eigentlich sehr) sagte mir am Telefon: „Holen Sie sich für ihn einen Behindertenausweis und gehen sie zum Psychologen....!" Ich war erst mal wie tot und bis heute habe ich nichts dergleichen getan.

❖ *Wie geht es Euch heute mit der Krankheit?*

Ihm geht es Gott sei Dank sehr gut. Er war im Februar allein auf Klassenfahrt in England in einer Gastfamilie. Ich wollte ihn eigentlich nicht gehen lassen - zu groß war meine Angst, dass irgendwas sein könnte. Für ihn stand es nicht in Frage und so bin ich „Muttiglucke" mit meiner besten Freundin bis Calais hinterhergefahren, heimlich - um da zu sein, falls was wäre. Eine verrückte Action: mein Sohn in England, ich in Frankreich, mein Mann in Deutschland. Ich hätte es anders nicht ausgehalten.

Sein Auge hatte schon nach einigen Wochen wieder 100 Prozent und bis jetzt geht es ihm sehr gut .

❖ *Was hat die MS in Deinem Leben verändert?*

Unser Leben hat sich verändert, ja. Jeden Morgen bin ich froh, wenn er aus seinem Bettchen aufsteht und nichts ist. Beim Arbeiten zucke ich zusammen, wenn das Telefon läutet, mit der Angst, es könnte die Schule sein. Wenn er erkältet ist, habe ich Sorge, es könnte ein Schub kommen. Ich musste lernen mit all dieser Angst und Sorge zu leben und wenn ich ehrlich bin - es fällt mir nicht immer leicht.

Kochen ist sehr teuer und aufwendig; auch einkaufen, denn es soll ja frisch sein. Freibadkiosk oder in Hütten einfach einkehren und dort essen – das geht auch nicht - wir haben immer alles mit dabei. Manchmal denke ich: "Das Glück hat uns verlassen ☹", wenn mich all die Ängste überkommen, aber dann schau ich mein Kind an und denke mir: „Du bist so ein tapferes Kerlchen" und dann reiße ich mich zusammen. So wie unser Leben mal war, wird es dennoch nie mehr sein. Diese unberechenbare unheilbare schlimme Krankheit - sie ist ein Teil von unserem Kind und auch von uns. Ich hoffe, wir wachsen jeden Tag ein bisschen mehr hinein und lernen noch mehr zu vertrauen - unserem Kind und der MS. Ich bin aber auch sehr dankbar, dass es hm momentan so super geht.

❖ *Was waren die größten Hürden?*

Die größte Hürde ist sein Dickkopf😄. Nein, natürlich bin ich froh, dass er mir so schnell gezeigt hat, dass er ein ganz normaler Junge ist - trotz MS. Die Fahrt nach England hat es mir gezeigt und ich hab aufgehört ihn ständig zu beglucken.

Im Krankenhaus muss man sich schon durchsetzen - so war es uns wichtig bei der Cortison-Therapie bei ihm sein zu können - aber das kenne ich aus meinem Beruf: man muss sich einsetzen und kämpfen.

Beruflich muss ich sagen: klar findet es jeder schlimm usw. ... Rücksicht nimmt niemand, Du musst Deinen Mann stehen.

❖ *Was würdest Du anderen Eltern betroffener Kinder raten?*

Anderen Eltern würde ich sagen: „Hey, es stimmt nicht, dass Ihr nichts tun könnt! Schleppt Euer Kind so oft wie es geht an die Sonne, viel Bewegung ist wichtig, Rad fahren, schwimmen, Bergtouren. Stellt das Essen um, wenigstens kein Schweinefleisch mehr, viel rohes Gemüse und Obst - wenigstens vor jeder Mahlzeit einen Salat. Lasst die Finger aus dem Netz, bitte nicht wild und unkontrolliert googeln, geht in spezielle Gruppen. Vertraut Eurem Kind: es weiß, was es sich zutrauen kann und natürlich zuletzt: gebt die Hoffnung nicht auf - unsere Medizin wird immer besser. Wählt weise aus, wem Ihr Euch anvertraut. Ihr habt das Recht zu entscheiden, wessen Meinung Ihr hören möchtet.

❖ *Was rätst Du betroffenen Kindern?*

Lasst Euch nichts verbieten und genießt Euer Leben jeden Tag. Ihr allein wisst wie es euch geht. Seid dennoch nicht so streng mit Euren Eltern, sie sorgen sich nur weil sie Euch lieben.

❖ *Welche Organisationen haben Euch am besten geholfen?*

Die größte Hilfe war mir mein Mann und meine beste Freundin und meine Familie uuuuuund Silke Groll!!!!! Eine tolle Frau, aber Du kennst sie ja.

❖ *Hast Du noch eine Anmerkung?*

Liebe Heike, ich finde es schön von Dir, dass Du Dich für Kinder mit MS einsetzt und ein Buch schreibst. Ich bin sehr gespannt darauf und wünsche Dir für Dich und das Buch das Allerbeste.

Interview Sohn, 13 Jahre alt

Das Interview wurde in einem flüssigen Gespräch geführt – hier die Zusammenfassung seiner Mutter:

„Er kann sich nicht erinnern, an welchem Tag er die Diagnose bekam. Ob er wirklich weiß, was diese Krankheit anrichten kann, weiß ich nicht. Augenscheinlich befasst er sich überhaupt nicht mit der MS - wenn ich ihn aber bitte, einmal ausnahmsweise in der Schule zu essen, dann sagt er: „Hey da gibt's Putengeschnetzeltes mit Reis, das esse ich nicht mehr, packe mir bitte noch eine Banane oder Gemüse ein."

Er nimmt auch seine Tabletten sehr genau und er würde niemals das Spritzen vergessen.

All diese Dinge zeigen mir schon, dass er kapiert worum es geht. Er fühlt sich nicht eingeschränkt. Er wurde sogar wiederholt zum Klassensprecher gewählt.

Er macht all das, was er früher auch gemacht hat. Anderen Kindern würde er sicher raten es genauso zu machen.

Er hat einmal zu mir gesagt, dass sein Essen jetzt viel besser wäre - alles so frisch und bunt! ☺ Und wenn er Schokolade bekommt, dann ist diese natürlich super teuer und aus dem Bioladen - das gefällt ihm auch.

Von uns wünscht er sich, dass wir ihn wie ein gesundes Kind behandeln.

Das würde er sicher auch anderen Eltern raten.

Ich danke Euch sehr für dieses Interview!!!

Familie 8: Bigina Greiner (48) mit Mann (50) und Sohn (17 Jahre alt)
Interview Eltern:

- ❖ *Wann habt Ihr die Diagnose erhalten und wie alt war Dein Kind damals?*

Die Diagnose erhielten wir ca. im April 2011. Er war 13 Jahre alt.

- ❖ *Erinnerst Du Dich noch an den Tag der Diagnose und wie ging es Dir dabei?*

Es war schrecklich! Es war am Ende seines zweiten Krankenhausaufenthaltes. Bei der Entlassung habe ich gefragt, ob es MS sei. Da sagte der Arzt: „Ja"!!! Er hat es die ganze Zeit umschrieben. Eine Entzündung, die wieder weg geht. Vielleicht könne es auch wieder auftreten … und immer der Ausdruck Enzephalitis Disseminata!

Das hörte sich alles nicht soo schlimm an.

Der Arzt fragte nach der Ja-Antwort noch, ob ich noch Fragen hätte. Ich war aber so platt, dass ich nichts mehr fragen konnte. Er verschwand dann schnell und meinte, wir sollen so weiter machen wie bisher. Keine Medikamente, keine Betreuung, keine Aufklärung,…. nichts!

- ❖ *Wie lange hat es gedauert, bis die Diagnose festgestanden hat?*

Tims Kribbeln und Taubheitsgefühl fing im Januar an.

Erst sind wir zum Kinderarzt gegangen! Wir haben Magnesium verschrieben bekommen. Dann kamen wir zum Orthopäden. Er fand nichts.

Dann folgte eine Krankenhauseinweisung auf die Rheumastation, da Tim zu dem Zeitpunkt schon Rheuma hatte.

Im Krankenhaus wurde nichts gemacht. Nach 3 Tagen kam ein Neurologe, machte paar Tests und meinte es sei nichts. Wir wurden dann entlassen, mit der Aussage: „Es kann nichts Schlimmes sein, das geht wieder weg!!!" Im Bericht für den Kinderarzt wurde empfohlen dem Kind Psychopharmaka zu geben. Das lehnten wir Eltern dann sofort ab.

Wir glaubten Tim!!!

Dann verstärkten sich die Symptome bei Tim. Es wanderte alles noch die Beine hoch. Und wieder ging es zum Orthopäden! Er konnte uns erneut nicht helfen. Aber er rief einen Neurologen im Krankenhaus an und machte mit ihm für uns einen Termin aus. Zu diesem Termin kamen dann 3 Neurologen hinzu. Sie haben dann erst mal eine andere Krankheit ausgeschlossen. Man merkte, dass sie Tim immer noch nicht glaubten.

Dann bekam Tim einen MRT – Termin. Und es wurden an die 12 Stellen im Kopf gefunden. Das war dann erst alles im April.

Und plötzlich waren alle freundlich!!!

Er wurde dann noch stationär aufgenommen und eine Lumbalpunktion wurde gemacht, die auch die Diagnose bestätigte.

❖ *Wie hat Dein Kind auf die Diagnose reagiert?*

Er hat alles so mitbekommen, wie wir auch.

In Stuttgart gab es nichts für Kinder mit MS. Keiner hatte Ahnung und keiner bemühte sich uns richtig zu informieren.

Durch einen Tipp wandte ich mich per Mail an die Uniklinik Göttingen. Sie luden uns für Juli stationär ein, was wir dann prompt auch machten. Wir waren am Ende mit unseren Nerven. Professor Hupke war schon am Telefon sehr zuvorkommend und beruhigend. Wirklich toll!!!! Dort angekommen drückten sie uns erstmal eine Menge Broschüren in die Hand, diese sollten wir durchlesen und dann in einem späteren Gespräch erklärte man uns alles genau. Und wir konnten eine Menge Fragen stellen. Außerdem hatten wir dort alle Gespräche mit einer Psychologin, die echt super war. Nach 3 Tagen ging es uns Eltern gleich mal besser.

Man kann nur etwas verarbeiten, wenn man genügend Informationen hat. Tim mussten wir nichts mehr erklären. Er bekam ja alles bei den Ärzten mit.

❖ *Welche Verlaufsform hat Dein Kind?*

Bis jetzt wurde von schubförmiger MS gesprochen.

❖ *Nimmt Dein Kind Medikamente und/oder achtet Ihr auf eine besondere Ernährung?*

Tim fing mit Betaferon an, zwei Jahre. Er hatte schlimme Nebenwirkungen, wie Grippesymptome, Schmerzen beim Einspritzen….

Die Spritzangst wurde immer schlimmer, fast bis zur Verweigerung. Manchmal dauerte es bis zu 3 Stunden, bis er spritzte. Zum Schluss spritzten wir ihn.

Es war der Horror!

Dann bekam er Avonex. Das war auch nicht viel besser. Dann wechselten wir von Göttingen zur Uniklinik Tübingen, da diese nur 20 Minuten von uns weg war und wir mittlerweile in die Krankheit rein gewachsen sind und eine gewisse Akzeptanz erreicht hatten. In Tübingen bekam er dann mit 16 ¾ Jahren Tecfidera, aber „off label". Tec verträgt er recht gut. Seitdem hat er viel mehr Lebensqualität.

Ebenso nimmt Tim Weihrauch, Vitamin D, hochdosiertes Omega 3, Moviberon (mit Vitamin B 1, B 2, B6, B 12, E, Folsäure, Niacin, Pantothensäure)

Habt Ihr professionelle Hilfe in Anspruch genommen?

Tim hat freiwillig professionelle Hilfe in Anspruch genommen.

❖ *Wie geht es Euch heute mit der Krankheit?*

Heute geht es uns ganz gut. Unsere Familie ist durch die Krankheit richtig fest zusammen gewachsen. Das war ein sehr langer Prozess mit viel Weinen.

❖ *Was hat die MS in Deinem Leben verändert?*

Wir leben alle viel bewusster und genießen das Leben auch mehr.

❖ *Was waren die größten Hürden?*

Die größte Hürde sind und waren oberflächliche Ärzte!!!

❖ *Was würdest Du anderen Eltern betroffener Kinder raten?*

Geht in Facebook, sprecht mit anderen darüber.

Silke Grolls FB Gruppe „Kinder- und Jugendliche mit Multipler Sklerose" hat mir so verdammt geholfen. Das kann man gar nicht in Worte fassen, wie sehr …

❖ *Was rätst Du betroffenen Kindern?*

Tut euch mit gleichaltrigen MS-Betroffenen zusammen. Geht offen mit allem um.

Welche Organisationen haben Euch am besten geholfen?

Keine Organisation hat uns geholfen. Wir bekamen immer nur den gleichen Satz zu hören: Mit Kindern mit MS kennen wir uns nicht aus!!!

❖ *Hast Du noch eine Anmerkung?*

Das war meine Kurzfassung.

Eltern leiden immer mit ihren Kindern mit.

Wenn es Tim nicht so gut geht, habe ich immer Angst, dass er einen Schub bekommen könnte. Seit Tec und Weihrauch läuft es ganz gut.

Unter Betaferon und Avonex hatte er oft neue Herde im MRT. Seit Tec und Weihrauch nicht mehr. Toi, toi, toi….!

Ich danke Dir sehr für dieses Interview!!!

Familie 3 : Mama:

❖ *Wann habt Ihr die Diagnose erhalten und wie alt war Dein Kind damals?*

September 2013 / 17

❖ *Erinnerst Du Dich noch an den Tag der Diagnose und wie ging es Dir dabei?*
Ich erinnere mich gut. Ich fühlte mich leicht erschlagen.

❖ *Wie lange hat es gedauert, bis die Diagnose festgestanden hat?*
Wenige Tage.

❖ *Wie hat Dein Kind auf die Diagnose reagiert?*
Überraschend besonnen / traurig / kämpferisch

❖ *Wie hast Du Deinem Kind erklärt, was es für eine Krankheit hat?*
Das war nicht nötig, da es eine medizinische Ausbildung macht. Wir haben darüber gesprochen, dass man nicht wissen kann, wie sich die Krankheit entwickelt und damit die Hoffnung genährt, dass die Früherkennung dabei hilft, die Symptome einzugrenzen.

❖ *Welche Verlaufsform hat Dein Kind?*
Seit der Diagnose gab es keine gravierenden Schübe mehr. Krankengymnastik hilft gut. Es gibt ein unklares bleibendes Problem im Oberschenkel.

❖ *Nimmt Dein Kind Medikamente und/oder achtet Ihr auf eine besondere Ernährung?*
Spritzentherapie Rebif – soll demnächst umgestellt werden auf Avonex. Wir ernähren uns fleischarm und recht ausgewogen; deshalb keine gravierende Veränderung der Gewohnheiten.

❖ *Seid Ihr offen mit der MS umgegangen?*

Ja in Maßen: Einige Freunde und natürlich Verwandte waren direkte Ansprechpartner. Zurückhaltung war uns insofern wichtig, als unser Kind selbst entscheiden möchte, wer es erfährt – von ihr selbst.

❖ *Habt Ihr professionelle Hilfe in Anspruch genommen?*

Jein. Gespräche mit befreundetem Neurologen.

❖ *Wie geht es Euch heute mit der Krankheit?*

Sie hat uns als Familie ein Stück zurückgeworfen: In diesem Alter ist man auf dem Weg ins Leben – auf eigenen Füßen; dieser Prozess kam etwas ins Stocken. Das Eltern-Kind-Verhältnis wurde etwas komplizierter, weil es schwierig ist, die Balance zu halten zwischen Mitfühlen und Normalität leben. Und weil schwer einzuschätzen ist, was echte Erschöpfung und was pubertäre Stimmungsschwankungen sind.

❖ *Was hat die MS in Deinem Leben verändert?*

Mir ist noch mehr bewusst geworden, dass es kein Recht auf Gesundheit gibt.

Ich hadere noch damit, dass der anstehende Familienabschnitt mit erwachsenen / selbständigen Kindern (und Eltern!) verzögert ist.

❖ *Was würdest Du anderen Eltern betroffener Kinder raten?*

Offenheit.

❖ *Was rätst Du betroffenen Kindern?*
Austausch.

Ich danke Dir von Herzen für Deine Antworten und wünsche Dir und Deinem Kind alles Liebe und Gute!

Tochter, 19 Jahre alt

❖ *Wann hast Du die Diagnose erhalten und wie alt warst Du damals?*

Ich habe die Diagnose im Oktober 2013 bekommen. Damals war ich 17 Jahre alt.

❖ *Erinnerst Du Dich noch an den Tag der Diagnose und wie ging es Dir dabei?*

Ja ich erinnere mich noch an den Tag. Da ich schon mit der Diagnose gerechnet habe war es nicht „allzu schlimm".

❖ *Wie haben Deine Eltern auf die Diagnose reagiert?*

Meine Eltern haben besorgt und verunsichert reagiert.

❖ *Hast Du damals begriffen, was Du für eine Krankheit hast?*

Ich wusste, dass es ernst ist, aber die Tragweite war nicht zu überschauen.

❖ *Welche Verlaufsform hast Du?*

Bei mir wurde die schubförmige Verlaufsform festgestellt.

❖ *Nimmst Du Medikamente und/oder achtet Ihr auf eine besondere Ernährung?*

Ja, ich spritze 3 Mal pro Woche Rebif (Interferon). Meine Ernährung habe ich nicht umgestellt. Ich esse was mir schmeckt ;)

❖ *Bist Du offen mit der MS umgegangen?*

Ich habe es nicht an die allergrößte Glocke gehängt, aber einzelnen Personen aus dem näheren Umfeld habe ich es von Anfang an erzählt.

❖ *Wie haben Deine Freunde, Lehrer usw. reagiert?*

Freunde und Lehrer von mir haben besorgt reagiert und ab dem Zeitpunkt immer ein Auge auf mich geworfen.

❖ *Hast Du professionelle Hilfe in Anspruch genommen (z.B. einen Psychologen)?*

Nein.

❖ *Wie geht es DIR heute mit der Krankheit?*

Mir geht es mit der Krankheit mittlerweile soweit ganz gut, ich habe gelernt damit umzugehen und das Beste daraus zu machen.

❖ *Was hat die MS in Deinem Leben verändert?*

Ich muss mehr auf mich und meinen Lebensstil achten. Partys sind nicht mehr so oft und in vollem Ausmaß wie vor der Diagnose drin. Durch die Medikamente ist meine sportliche Aktivität ziemlich stark eingeschränkt worden.

❖ *Was waren die größten Hürden?*

Ich kann gerade keine besonders großen Hürden benennen die es für mich zu überwinden gab.

❖ *Was würdest Du anderen Eltern betroffener Kinder raten?*

Die Eltern sollten sich in Ruhe informieren und sich und das Kind nicht in Panik versetzen.

❖ *Was rätst Du betroffenen Kindern?*

Betroffene Kinder sollten soweit es Ihnen möglich ist ihr Leben so weiterleben wie sie es bis dahin gemacht haben und gesetzte Ziele, Träume und Wünsche nicht aufgeben.

❖ *Welche Organisationen haben Euch am besten geholfen?*

Organisationen habe ich nicht kontaktiert. Ich habe das eher familienintern und mit einem befreundeten Neurologen besprochen.

Ich danke Dir von Herzen für Deine Antworten und wünsche Dir und Deinem Kind alles Liebe und Gute!

Interview von „Trulla" Groll, 18 Jahre – MS seit 4 Jahren

❖ *Wann hast Du die Diagnose erhalten und wie alt warst Du damals?*

Ich war gerade 15 Jahre alt geworden – das war vor fast 4 Jahren.

❖ *Erinnerst Du Dich noch an den Tag der Diagnose und wie ging es Dir dabei?*

Mutti ging es schlecht und ich habe es nicht so realisiert und wusste auch nicht, was es bedeutet. Ich kannte den Ausdruck MS nicht.

❖ *Wie haben Deine Eltern auf die Diagnose reagiert?*

Geschockt, traurig und engagiert.

❖ *Hast Du damals begriffen, was Du für eine Krankheit hast?*

Nein, habe ich nicht. Ich war zuerst einfach sauer, dass es so ist wie es ist. Heutzutage weiß ich viel über MS und habe es akzeptiert.

❖ *Welche Verlaufsform hast Du?*

Ich habe schubförmige MS

❖ *Nimmst Du Medikamente und/oder achtet ihr auf eine besondere Ernährung?*

Ja, ich mache eine Basistherapie mit Fumarsäure und ernähre mich entzündungshemmend.

❖ *Bist Du offen mit der MS umgegangen?*

Nein, überhaupt nicht. Mittlerweile kann ich aber gut darüber reden.

❖ *Wie haben Deine Freunde, Lehrer usw. reagiert?*

Freunde haben das genau so wenig begriffen wie ich, weil man es mir nicht angesehen hat, deshalb haben sie die Ernsthaftigkeit der Krankheit nicht realisiert.

❖ *Hast Du professionelle Hilfe in Anspruch genommen (z.B. einen Psychologen)?*

Wenn dieser Mama heißt, dann ja.

❖ *Wie geht es DIR heute mit der Krankheit?*

Supi.

❖ *Was hat die MS in Deinem Leben verändert?*

Die Currywurst-Pommes.

❖ *Was waren die größten Hürden?*

Die größte Hürde für mich persönlich war es, damit klarzukommen, dass niemand dafür verantwortlich gemacht werden kann, dass ich MS habe. Die Frage, die ich mir immer gestellt habe ist, was ich Schlechtes gemacht haben muss, oder was mir noch Gutes im Leben passieren muss, dass ich sowas jetzt ausbaden muss.

❖ *Was würdest Du anderen Eltern betroffener Kinder raten?*

Lesen, nachdenken, sich durchsetzen, genug Schlaf und genug Essen und einen Dr. Meier an seiner Seite.

❖ *Was rätst Du betroffenen Kindern?*

Basistherapie; gutes Essen hilft nicht nur dem Gehirn, sondern ist auch gut für die Figur... und weitermachen wie bisher.

❖ *Welche Organisationen haben Euch am besten geholfen?*

Gar keine - wir haben denen geholfen.

❖ *Hast Du noch eine Anmerkung?*

Danke, dass du mich interviewt hast ☺

(Anmerkung der Autorin: diesen Smiley nach dem letzten Satz hat Trulla extra für meinen Hund „Smiley" hinzugefügt) ☺

Ich danke Dir von Herzen für Deine Antworten und wünsche Dir alles Liebe und Gute für die Zukunft und einen stabilen und milden Verlauf!

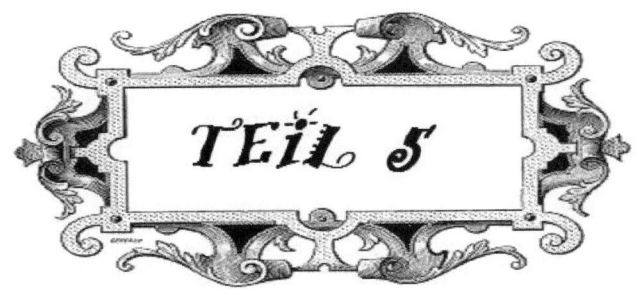

Diese Facharbeit der Tochter von Silke Groll, die von ihr immer liebevoll „Trulla" genannt wird und hier ebenfalls so genannt werden wollte, empfinde ich als so aussagekräftig, dass ich sie im Ganzen abdrucken ließ. Sie greift auch Themen auf, die ich bewusst ausgespart hatte und natürlich wiederholt sich auch manches von dem, was ich geschrieben habe, aber da es ja eine in sich geschlossene Arbeit ist, wollte ich sie auch genau so lassen.

Sie gibt ausschließlich ihre Sichtweise wider.

Danke Trulla, dass wir sie verwenden dürfen – es ist alles so gut beschrieben, dass dem nichts mehr hinzu zu fügen ist.

Facharbeit von „Trulla" Groll: Juvenile MS:

1. Einleitung und mein persönlicher Grund zur Themenwahl

Im März 2012 habe ich ein Schulpraktikum beim Tierarzt gemacht. Am Donnerstag der zweiten von insgesamt drei Wochen, ist mir aufgefallen, dass mein rechtes Bein nicht mehr das macht, was ich möchte. Ich bin auffällig oft gestolpert und häufig Treppenstufen hochgefallen.

Anfangs dachte ich, dass ich einfach überanstrengt bin durch das viele Stehen in der Praxis und durch die Umstellung von einem 6-Stunden-Tag in der Schule auf einen 10-Stunden-Tag in der Praxis. Am Wochenende wurden meine Beschwerden jedoch immer schlimmer, sodass ich meine letzte Praktikumswoche beim Tierarzt nicht antreten konnte. Am Dienstag dieser Woche sind meine Mutter und ich zu unserem Hausarzt gefahren, den ich bis jetzt nur selten aufsuchen musste. Das änderte sich nun. Er untersuchte mich kurz und stellte mir ein paar Fragen, wie sich mein Bein anfühle, ob ich Schmerzen habe oder taube Stellen an meinem Körper. Beinahe ohne zu Zögern erklärte er mir, dass meine Mutter und ich umgehend in eine Klink fahren müssen – und zwar direkt von seiner Praxis aus.

Von dort an dauerte es sechs Tage, einige Tränen von Mama und ein paar Gespräche mit Kinderärzten, die mir zu erklären versuchten was ich habe, bis meine Diagnose stand. Multiple Sklerose. Ich. Mit 15 Jahren. Ich, die allein dieses Wort noch niemals zuvor gehört hat.

Meiner Mutter stellten sich tausend Fragen: Wie geht es weiter? Was passiert da mit meiner Tochter? Was ist überhaupt MS? Sie gründete das europaweit einzige Internetforum für Kinder und Jugendliche mit Multipler Sklerose und las sich Tag und Nacht durch weltweite Studien, Lektüren und Berichte um herauszufinden, wie sie mir helfen könne, wie ich weiterhin ein lebenswertes und glückliches Lebens führen kann und welches die besten verfügbaren Behandlungsmöglichkeiten bei Kindern mit Multipler Sklerose sind.

Eines der großen Probleme war: Ich war minderjährig und somit war die Krankenkasse nicht verpflichtet meine teuren Medikamente zu bezahlen.

Es gibt zu wenige Studien, in der MS-Medikamente an Kindern getestet werden. Also will sich die Pharmaindustrie absichern, indem sie nur zwei Medikamente für unter 18-Jährige zulässt, die für schubförmige MS geeignet sind. Besteht eine Unverträglichkeit auf diese beiden Mittel, so wie es bei mir durch Depressionen und Unterfettgewebeabbau durch die Injektionen der beiden Medikamente der Fall war, steht man vor einem rechtlichen Problem.

1. Multiple Sklerose – Die Krankheit mit den tausend Gesichtern

Die Multiple Sklerose (MS) wird in Fachkreisen als Encephalomyelitis disseminata (ED) bezeichnet.[1] Es handelt sich dabei um eine bis zum heutigen Tag unheilbare, entzündliche Erkrankung des zentralen Nervensystems (ZNS), bei der die Myelinschicht der Nervenfasern nach und nach zerstört wird. Bei der Multiplen Sklerose entstehen im Gehirn und im Rückenmark Läsionen[2], die bei jeder Aktivität Myelinschäden verursachen. Das ist der Grund warum die Multiple Sklerose fast jedes neurologische Symptom hervorrufen kann. Dieser begründet auch warum man der MS nachsagt, sie sei die Erkrankung der 1000 Gesichter.

Es gibt Menschen mit einer MS, bei denen bis zu 20 aktive Läsionen im Bereich des Gehirns zu finden sind, die jedoch kaum neurologische Probleme haben. Das ist dadurch begründet, dass sich die Läsionen an einem Bereich des Cortexes befinden, der für reizunempfindlichere Körperteile verantwortlich ist. Hingegen kann nur eine kleine Läsion am Hirnstamm viele Funktionen des menschlichen Körpers lahm legen. Es gibt Menschen mit MS bei denen der behandelnde Neurologe aufgrund der Symptome schon vorhersagen kann, wo Herde am Gehirn vorhanden sein müssten.

Bis vor etwa zehn Jahren galt es, selbst im Bereich der Medizin, dass die ED in einem durchschnittlichen Alter von 30 Jahren diagnostiziert wird.[3] Diese Aussage ist aus heutiger medizinischer Sicht ein Trugschluss der Forschung. Die jüngsten Menschen mit einer klinisch bestätigten ED sind unter zwei Jahren alt.[4] Aus unerklärlichen Gründen wird MS doppelt so häufig bei Frauen diagnostiziert, wie bei Männern.[3]

Fatale soziale Folgen hat die MS, da sie nicht sichtbar ist und auch viele Lähmungen, die durch die MS entstehen und entstanden sind, nicht sichtbar sind. Das erschwert den Menschen mit MS, die in der Fachszene „MS'ler" genannt werden, das Leben.

2.1 Entstehung der MS

Die Ursache für die Entstehung der MS ist bis zum heutigen Tag nicht geklärt. Es wird vermutet, dass geografische Aspekte, der Faktor Genetik, das Immunsystem, Umweltfaktoren UND eventuell vorhergegangene Infekte ausschlaggebend sein können. Auch treten immer wieder Impfungen für die Entstehung einer MS in den Forschungsvordergrund, insbesondere wenn es um Lebendimpfstoffe geht.

2.2 Von Symptomen zur Diagnose MS

Selbst im Jahr 2015 und höchsten technischen Standards im Bereich der Medizin kann die Diagnose Multiple Sklerose nicht anhand einfacher neurologischer Untersuchungen gestellt werden. Innerhalb von Europa gelten die Säulen für die Diagnosekriterien einer ED nach den McDonald-Kriterien, die regelmäßig überarbeitet werden. Danach gelten ein positiver Liquor-Befund, der Nachweis einer Dissemination[5] im Gehirn und gegebenenfalls der Nachweis einer Dissemination im Rückenmark.[6] Treten die ersten Symptome einer MS auf, die sehr vielseitig sein können, reagieren die wenigsten Hausärzte mit einer neurologischen Untersuchung. Viele Patienten, bei denen dann irgendwann eine MS diagnostiziert wird, haben einen sehr langen Leidensweg hinter sich. Nicht wenige wurden über Jahre von ihren Hausärzten belächelt, da sie mit immer wiederkehrenden oder auch neuen, schlecht definierbaren Problemen ihren Arzt aufsuchten. Abgesehen von Lähmungen, verursacht die Multiple Sklerose bei bis zu 80%[7] der Patienten ein starkes Erschöpfungssyndrom, welches in Fachkreisen Fatigue genannt wird. Die Fatigue bei der MS ist nicht zu vergleichen mit einem normalen Erschöpfungszustand, sondern kann bei Menschen mit MS je nach Tagesverfassung dazu führen, dass der Betroffene im Sitzen einschläft oder nicht mehr in der Lage ist eine angefangene Aktion zu beenden. Die Fatigue ist medikamentös nicht behandelbar. Zu Beginn einer ED klagen viele Patienten über massiven migräneartigen Kopfschmerz, Sehstörungen oder aber auch über Taubheitsgefühle in sämtlichen Körperregionen. Tritt ein Fall juveniler[8] MS in Erscheinung, bestehen in Deutschland massive Probleme für die Erstdiagnose. Im Idealfall, um eine Diagnose stellen zu können, wird der Patient umgehend zu einem Radiologen zu einer Untersuchung in ein MRT überwiesen. Hier werden Aufnahmen vom Gehirn und vom Rückenmark, also der gesamten Wirbelsäule gemacht. Werden hier in Zusammenarbeit mit dem Radiologen und dem Neurologen Läsionen am Gehirn und Rückenmarkt entdeckt, wird ein weiterer wichtiger Behandlungsschritt eingeleitet. Die Lumbalpunktion. Hier wird dem Patienten Liquor[9] entzogen und untersucht. Damit eine Diagnose gestellt werden kann, muss der Befund auf oligoklonale Banden positiv sein. Diese stehen als Zeichen einer Produktion von Immunglobolinen und somit als Hinweis auf Entzündungen im zentralen Nervensystem.

Überwiegend wird die Diagnose schubförmige ED gestellt. Der Alltag von vielen MS'lern ist schwer erträglich, da er oft von kognitiven Einschränkungen, Konzentrationsproblemen, Wortfindungsstörungen, Taubheitsgefühlen, Sensibilitätsstörungen, Sichtfeldeinschränkungen, Migräne und vielen anderen Symptomen bestimmt wird. Der MS-Patient kann nach außen hin aussehen wie das blühende Leben, nur weil er schubfrei ist, heißt das lange nicht, dass er nicht jeden Tag mit den Symptomen der MS zu kämpfen hat. Die MS schläft nie. Sie richtet auch ohne Schübe nach und nach weitere Schäden im Körper an. Es kann sein, dass manche MS'ler nur alle paar Jahre einen Schub haben, während andere sich nicht einmal von einem Schub erholen können, bevor sich bereits der Nächste ankündigt.

Bei der schleichenden[10] und zugleich gefürchtetsten Form der MS (PPMS[10,11]) verschlechtert sich der Zustand des MS'lers, ohne dass er Schübe hat. Sie ist nicht medikamentös behandelbar.[11]

Diagramm zur Veranschaulichung der beiden wichtigsten Verlaufsformen im Anhang (6.).[12]

2.3 Unterschiede zu juvenilen MS[13]

Die juvenile MS ist im Gegensatz zu der MS bei Erwachsenen deutlich seltener und macht sich, je jünger der MS'ler, mit desto untypischeren Symptomen wie beispielsweise Krampfanfallen und Bewusstseinsveränderungen bemerkbar. Statistisch gesehen sind 3-5% der Betroffenen Kinder und Jugendliche, wobei die Dunkelziffer, nach Schätzungen des MS-spezialisierten Neurologen Dr. Uwe Meier, ungefähr fünf Mal höher ist. Oft wird bei Kindern MS als mögliche Diagnose nicht in Betracht gezogen, da sie bei jungen Menschen sehr selten vorkommt. Sehr prägnant ist, im Gegensatz zu der MS der Erwachsenen, die viermal so hohe Schubrate. Die Langzeitprognose bei juveniler MS ist wegen der hohen Aktivität im Wachstum und der Pubertät sehr schlecht. Immer wieder werden Prognosen abgegeben, die nicht haltbar sind. Die Erfahrungen zeigen, da man Vergleichswerte durch die erwachsenen MS'ler hat, dass sich bei Kindern Schübe deutlich besser zurückbilden. Jeder kleinste Schub hinterlässt allerdings Schäden und der Behinderungsgrad steigt stetig an. Die juvenile MS ist eine der wenigen unheilbaren Krankheiten bei der man, innerhalb von Europa, sei es im Bereich der ärztlichen, sowie im Bereich der medikamentösen Versorgung, aufgrund fehlender Erfahrungswerte, auf massive rechtliche und ethische Probleme stößt.

2.4 Behandlungsmöglichkeiten und Therapien der juvenilen MS[14]

Die dauerhafte, medikamentöse Behandlung von MS-Patienten nennt man Basistherapie. Für Kinder im Alter ab 2 Jahren ist das einzige Medikament das Interferon. Interferone sind Eiweiße, die die Aktivität des Immunsystems beeinflussen und dadurch antiviral und antitumoral wirken.[15] Das Mittel wird alle zwei Tage vom Patienten in das Unterfettgewebe injiziert. Nebenwirkungen dieses Präparates können Kopf- und Gliederschmerzen, Fieber und Schüttelfrost, Lebererkrankungen und psychische Veränderungen wie Depressionen und starke Aggressionsneigungen sein.

Für Kinder ab 12 Jahren ist ein weiteres Medikament mit dem Wirkstoff Glatirameracetat auf dem Markt. Glatirameracetat ist ein Eiweißmolekül, das Ähnlichkeit mit den Eiweißen des Myelins hat. Es kann die schädlichen T-Zellen umprogrammieren, sodass sie beim Eintritt in das zentrale Nervensystem die Myelinschicht der Nervenbahnen schützen.[16]

Diese Wirkstoffe beeinflussen das Immunsystem zum Guten. In der Fachsprache wir das Immuntherapie genannt.

Grundsätzlich treten Interferone im Jahr 2015 in der Behandlung der Multiplen Sklerose in den Hintergrund. Neue, erfolgsversprechende Medikamente lassen im Bereich der kindlichen MS die Off-Label-Anträge in die Höhe steigen. Dieses resultiert aus der Tatsache, dass Interferone nur eine Schubsenkung von etwa 30% erreichen- hingegen neue Oraltherapien wie zum Beispiel Fumarsäure eine Senkung von 50% erreichen können. Gerade bei der juvenilen MS liegt das Augenmerk auf der Vermeidung von Neubildung von Herden im zentralen Nervensystem und man geht bei dieser Form der MS stark dazu über, möglichst schnell nach der Diagnose relativ starke Basistherapien einzusetzen.

Die Akutbehandlung bei einem Schub geschieht bei Erwachsenen, sowie bei Kindern durch die Gabe von Cortison in intravenöser Form. Dieses Verfahren wird Stoßtherapie genannt.

Es drückt die Entzündungen am Gehirn und am Rückenmark.

Die durch die vielen Behandlungen entstehenden sozialen Folgen innerhalb betroffener Familien sind nicht außer Acht zu lassen. Mindestens ein Elternteil muss seine Arbeitsstelle aufgeben, um mit dem erkrankten Kind Arztbesuche wahrnehmen, ihm eine ständige Betreuung bei einem Schub gewährleisten und sich überhaupt erstmal über die Krankheit und ihre Auswirkungen informieren zu können.

3.1 Ernährung bei MS

Um die Herde und damit die Entzündungen im Körper eines MS`lers zu drücken, hat Dr. Roy Swank[17] bereits 1940 in der längsten Ernährungsstudie, mit einer Dauer von 34 Jahren, herausgefunden, dass an MS erkrankte Menschen sich entzündungshemmend ernähren sollten. Die weiterentwickelten Ernährungsstudien zeigen, dass es sinnvoll ist, sämtliche weitere Nahrungsmittel aus dem Ernährungsplan zu streichen, die Entzündungen im Körper anfeuern. Bei MS-Kindern unter 14 Jahren wird eine solche Ernährung, mal wieder aufgrund mangelnder Erfahrungen in Bezug auf die Entwicklung, noch nicht empfohlen.

Diese Ernährungsumstellung bedeutet:

- Keine tierischen Fette, dazu gehören natürlich Fleisch, Milchprodukte, Produkte wie z.B. Butter, Eier, Gelatine und alles, zu dessen Herstellung man ein Tier benötigt
- Kein Zucker
- Kein Süßstoff und andere Süßungsmittel
- Kein Weißmehl

- Kein Gluten

- Keine „billigen" Fette

- Wenig Omega-6-Fettsäuren – mehr Omega-3-Fettsäuren

Substanzen in Nahrungsmitteln, die die bei MS-Patienten gestörte Bluthirnschranke (BHS) durchdringen, wie zum Beispiel chemisch hergestellte Zitronensäure, Geschmacksverstärker und aluminiumlastige Lebensmittel aus Dosen, sollten auch vermieden werden.

Innerhalb von Europa, im Gegensatz zu den USA, sind die meisten MS-Patienten unaufgeklärt über solche Informationen. Das liegt daran, dass dieses Thema in Kreisen der Schulmedizin fast schon ein Tabuthema geworden ist, weil die Pharmaindustrie nur dann Geld verdient, wenn es Menschen schlecht geht. Daraus folgt, dass sich in Europa nur etwa jeder tausendste MS`ler der Aufgabe stellt, die richtigen Nahrungsmittel ausfindig zu machen und unter ärztlicher Betreuung diese große Veränderung durchzuziehen.

Es könnte sein, das MS`ler, die sich zu 100% an die Ernährungsrichtlinien halten, auch ohne Medikamente auskommen könnten. Das zieht jedoch mit sich, dass ohne pharmazeutische Behandlung der Gehirnabbau bei einem MS`ler zehn Mal so schnell abläuft, wie bei einem gesunden Menschen.

Diese Ernährungsweise hilft nicht nur MS-, sondern auch Krebs- und Rheumakranken und vielen weiteren Menschen, die Entzündungen im Körper haben.

2. Rechtliche Rahmenbedingungen zur Behandlung minderjähriger MS-Patienten in Deutschland[14]

Ohne die Zustimmung der Erziehungsberechtigten ist grundsätzlich eine Behandlung minderjähriger MS-Patienten mit einer Basistherapie nicht möglich. Die ärztliche Versorgung der juvenilen MS in Deutschland ist eingeschränkt, aufgrund der Tatsache, dass sich nur wenige Neurologen mit der Behandlung der kindlichen MS beschäftigen. Die geringe Anzahl der Neurologen begründet sich darin, dass sie mit der Behandlung der MS bei einem Kind überfordert sind, aufgrund fehlender Erfahrungswerte und Forschungen. Die wenigen zugelassenen Medikamente für kindliche MS und die hohe Schubfrequenz verstärken die Problematik. Ein wichtiger Punkt ist hier, dass Minderjährige zwar ohne Begleitung einen Arztbesuch bei ihrem Neurologen wahrnehmen dürfen, jedoch nicht weitreichende Entscheidungen z.B. in Bezug auf die Immuntherapie treffen dürfen.

Es gibt für Minderjährige nur zwei rechtlich und von der ethischen Kommission zugelassene Medikamente zur Behandlung von schubförmiger MS. Dieses ist zum einen ein Interferon, das seit 2014 ab einem Alter von 2 Jahren freigegeben ist und ein Medikament mit dem Wirkstoff Glatirameracetat, das ab 12 Jahren zugelassen ist.

Wegen Unverträglichkeiten und zu starken Nebenwirkungen nach Austherapierung beider Medikamente, müssen Wirkstoffe zum Einsatz kommen, die für unter 18-Jährige nicht zugelassen sind. Dieses Verfahren nennt man Off-Label-Use und ist theoretisch ab dem ersten Lebensjahr möglich, falls erforderlich. Rein rechtlich gesehen ist die Krankenkasse bei einem Off-Label-Use nicht verpflichtet für die Kosten dieser Off-Label-Use-Medikamente aufzukommen. Es bedarf einiges an Aufwand, gegebenenfalls Gutachten und Schriftverkehr zwischen dem behandelnden Neurologen und der Krankenversicherung. Dieser Prozess zwischen Patient/Neurologe und der zuständigen Krankenversicherung kann sich über mehrere Monate hinziehen. In dieser Zeit ist es nicht selten, dass die Familien eines MS-Kindes die Kosten des Medikamentes für den Übergang aus eigener Tasche tragen. Die durchschnittlichen Kosten einer solchen Immuntherapie belaufen sich auf ab 2500 € pro Monat.

Wird die Entscheidung von einem Neurologen getroffen, dass ein minderjähriger MS-Patient auf ein Off-Label-Medikament umgestellt werden muss, sichert sich der Patentinhaber des Medikamentes gegen Unterschrift der Erziehungsberechtigten gegen Regressansprüche ab, als Antwort auf den Antrag zum Off-Label-Use. Der medizinische Dienst (MDK) des jeweiligen Bundeslandes prüft in einer unabhängigen Kommission mit drei Ärzten, ob dem Off-Label-Antrag zugestimmt werden kann und beurteilt die gesundheitliche Verfassung des Patienten. Stimmt nur einer dieser drei unabhängigen Ärzte dem Antrag nicht zu, gilt dieser als abgelehnt.

Diese Ablehnung kann durchaus auch durch ethische Bedenken begründet sein, da auch hier die Erfahrungswerte mit Heranwachsenden nicht ausreichend sind. Parallel zu der Prüfung durch die Kommission geht der Antrag zwecks Kostenübernahme und schriftlichen Gutachtens des behandelnden Neurologen an die zuständige Krankenkasse. Hier wird unter anderem auch um eine Einschätzung des behandelnden Neurologen in Bezug auf die Sorgfaltspflicht des Kindes oder des Jugendlichen im Umgang mit solchen starken Medikamenten gebeten. Die Ablehnung eines Off-Label-Antrags hat für Familien mit einem MS-Kind enorme Folgen. Es sind nicht wenige Fälle bekannt, wo erst ein Gericht die beteiligten Parteien dazu auffordern musste zum Schutz des Kindes Therapiekosten zu tragen, da man sich in einer Grauzone befindet. Auch die gemeinsame Entscheidung zur unvermeidbaren, immuntherapeutischen Behandlung eines Kindes mit MS zeigt sich bei geschiedenen Elternteilen häufig als äußerst problematisch. Hier wird zu Gunsten des Kindes die medizinische Fürsorgepflicht einem Elternteil entzogen, damit der behandelnde Neurologe seine Empfehlung zur therapeutischen Behandlung ohne rechtliche Konsequenzen durchführen kann.

Ein weiteres, sehr umstrittenes Thema im Bereich der Multiplen Sklerose sind Medikamentenstudien an Kindern. In Bezug auf juvenile MS ist dies in Deutschland mit Zustimmung der Eltern gestattet. Oftmals ist es der Fall, dass Eltern ihre Kinder, z.B. nach einem abgelehnten Off-Label-Antrag, in Studien für MS-Medikamente geben, da dann die Kosten der Präparate von dem Herausgeber der Studie finanziert werden. Im Gegenzug verpflichten sich diese Eltern gegenüber der mit der Studie beauftragten Klinik, sämtliche Untersuchungsergebnisse, MRT-Bilder, Blutbilder usw. zur Verfügung zu stellen.

Die MS zieht viele behandlungsbedürftige weitere Probleme mit sich, wie z.B. bei 85% aller MS-erkrankten Menschen ein zu geringer Vitamin-D-Spiegel und ein erhöhter Bedarf an pflanzlichen Botenstoffen im Körper. So kann es zu Haarausfall, brüchigen Nägeln und vielen weiteren Folgeerscheinungen kommen. Eine den Körper von jetzt auf gleich erfassende Müdigkeit (Fatigue), die eher einem starken Erschöpfungszustand gleicht, ist ein weiteres Problem der MS, das bis jetzt nicht wirksam behandelbar ist. Es ist jedoch nachgewiesen, dass enorme Erfolge durch die entzündungshemmende Ernährung gegeben sein können.[18]

Die Behandlungen dieser Nebenerscheinungen werden Nebentherapien genannt. Die Kosten hierfür werden überwiegend von Krankenkassen nicht übernommen. Weder bei Kinder noch bei Erwachsenen.

Obwohl sich in Studien zum Beispiel eine hochprozentige Weihrauchtherapie, die bei MS stark entzündungshemmend wirkt, als sehr vorteilhaft erwiesen hat, werden auch diese Therapiekosten von den Krankenkassen nicht getragen.

Eine allgemeine Unsicherheit besteht bei allen behandelnden Ärzten, von Hausarzt bis Gynäkologe, ob und welche Medikamente bei gleichzeitiger Immuntherapie oder generell bei Menschen mit Multipler Sklerose eingesetzt werden dürfen. Insbesondere bei Minderjährigen entstehen diese Probleme, da auch hier die Bedenken der Haftung der Ärzte zum Vorschein kommen. Häufig werden hier Neurologen von den weiteren behandelnden Ärzten des Kindes oder des Jugendlichen kontaktiert, da Unsicherheiten in Bezug auf Medikamentengaben, Narkosemitteln usw. bestehen.

Weitere Hürden ergeben sich durch die Tatsache, dass selbst ein MRT in Verbindung mit Kontrastmittel, nicht ohne Unterschrift der Erziehungsberechtigten durchgeführt werden darf. Auch hier geht es wie in vielen anderen Bereichen der kindlichen MS um Haftungsausschluss.

3. Zusammenfassung und Auswertung der Ergebnisse

Die Diagnose (juvenile) Multiple Sklerose bringt viele Probleme mit sich, nicht nur persönliche und vor allem gesundheitliche, sondern auch rechtliche. Diese Schwierigkeiten begründen sich durch die Unerfahrenheit und fehlender Erfahrungswerte mit MS im Kindes- und Jugendalter. Es gibt nur zwei Medikamente, die für Kinder zugelassen sind. Ansonsten muss man auf Off-Label-Medikamente umstellen, womit die Grauzone beginnt.

Ein wichtiger Aspekt, der oft außer Acht gelassen wird, ist der der Nebentherapien, denn die Begleiterscheinungen, die die MS mitbringt, bestimmen den Alltag eines MS`lers.

Das Zusammenspiel von Basistherapie, Nebentherapien und der entzündungshemmenden Ernährung kann bei konsequenter Durchführung zu enormen Erfolgen führen.

Anhang Facharbeit

Verlaufsformen der Multiplen Sklerose:

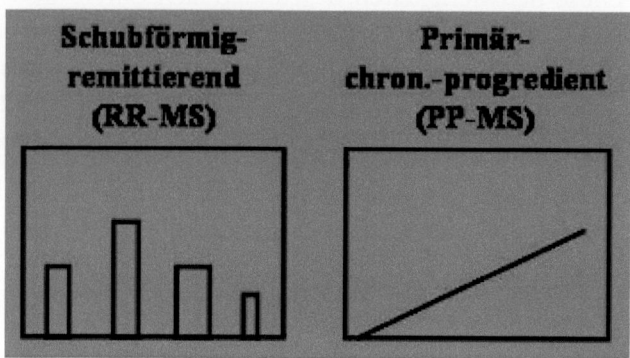

4. Literaturverzeichnis

(Nachfolgende Inhalte sind inhaltlich gegliedert)

2.

http://www.dmsg.de/jugend-und-ms/multiple-sklerose/index.php?kategorie=mslexikon&anr=55

http://www.ms-diagnose.ch/de/ms-verstehen/zahlen-fakten/index.php

2.2

http://www.neurologienetz.de/front_content.php?idart=290

http://www.duden.de/rechtschreibung/Dissemination

http://www.aktiv-mit-ms.de/multiple-sklerose/ms-symptome/detail/artikel/muede-und-ohne-energie/

http://www.amsel.de/multiple-sklerose/wasistms/verlauf

2.3

https://www.ms-gateway.de/themen/wissenschaft/juvenile-ms-303.htm

3.

http://www.ms-life.de/ms-wissen/was-ist-ms/therapien/interferone/

[14]: Aufgrund veralteter Informationen zu Behandlungsmöglichkeiten der juvenilen MS im Internet (s. https://www.ms-gateway.de/themen/wissenschaft/juvenile-ms-303.htm), beziehe ich mich in diesem Themenbereich hauptsächlich auf Aussagen und Informationen von Silke Groll, die sich durch viel Einsatz, Erfahrung und die Gründung des Internetforums „Kinder und Jugendliche mit Multipler Sklerose ihr Wissen zu diesem Thema angeeignet hat.

http://www.ms-reporter.de/archiv/155-Copaxone-Glatirameracetat-Wirkung-entschluesselt.html

3.1

http://www.liebems.net/diaeten/swank

4.

http://www.vegan.eu/index.php/meldung-komplett/items/ms_vegan.html

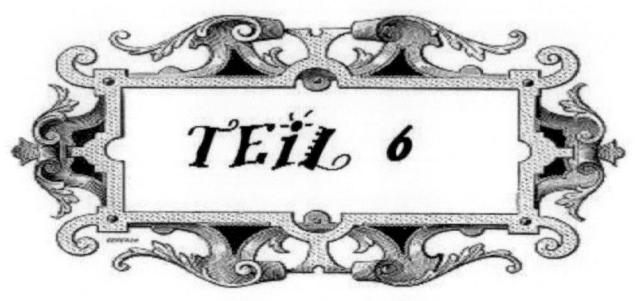

Schlusswort:

Liebe Leser, ich hoffe, ich konnte Ihnen etwas durch den Dschungel dieser vielschichtigen Krankheit helfen, sowie Einblicke in die Symptome und das Empfinden eines MS`lers verschaffen.

Mir ist es wichtig, ganz deutlich zu informieren und doch möchte ich weder Ihnen noch Ihrem Kind Angst machen.

Betroffene Eltern haben mir immer wieder gesagt, dass es nicht gut wäre, zu viel im Internet zu stöbern, da man dort grauselige Berichte fände und eher noch verunsichert würde. Deshalb habe ich hier die wichtigen Fakten zusammengefasst, auch wenn sie nicht immer schön sind. Mit der Diagnose einer solchen Erkrankung verändert sich alles, oder vieles. Meiner Meinung nach muss man dieser neuen Realität ins Auge blicken. Nur so kann man sowohl Vertrauen in die Zukunft haben, als auch notfalls auf das gefasst sein, was kommen *KÖNNTE*.

MS ist die Krankheit der 1000 Gesichter - das hat auch den klaren Vorteil, dass es IHR Kind womöglich nicht mit all diesen Gesichtern „getroffen" hat.

Ich selbst bin nach über 20 Jahren MS immer noch recht fit, also ebenfalls ein positives Beispiel. Die im Buch erwähnte Freundin, die wohl schon als Kind Sehstörungen, also einen Schub, beziehungsweise mehrere Schübe hatte, ist ebenfalls noch recht fit – und das, OBWOHL sie schon als Kind MS hatte.

Es stehen Ihnen und Ihrem Kind also alle Möglichkeiten offen. DAS möchte ich Ihnen mit auf den Weg geben.

Und ich möchte zum Schluss noch einmal auf das mir sehr wichtige Thema „Beeinflussung" eingehen: sollten Sie sich (zusammen mit Ihrem Kind) auf eine Behandlungsform eingelassen und Sie das Gefühl haben, sie schlägt an und bekommt dem Kind/Jugendlichen gut: lassen Sie sich nicht durch Außenstehende verunsichern. SIE sind in „Sachen MS" längst zum Experten geworden – vermitteln Sie das der Außenwelt.

Ebenso werden Sie, wie es jeder Betroffene auch erlebt, sowohl auf Unverständnis, als auch auf schlaue „Rat-SCHLÄGE" treffen. Es ist nicht einfach, damit umzugehen, aber Sie werden es lernen und Ihr Kind ebenso.

Es wird Situationen und Menschen geben, die Sie tief verletzen und Sie verzweifeln lässt – auch das gehört zu einem Leben mit einer chronischen Erkrankung, die noch dazu oft nicht sichtbar ist.

Genauso werden Sie aber auch sehr positive mitfühlende und helfende Menschen erleben oder kennenlernen und diese Kontakte umso mehr schätzen lernen.

Solch eine Diagnose ist nie „NUR" eine Diagnose – sie ist weitaus mehr und es wäre falsch, davor die Augen zu verschließen.

Auch wenn Sie manchmal denken, es gehe nicht mehr weiter, wenn Sie verzweifeln, wenn Sie hadern und tief unglücklich sind – es kommen auch wieder bessere Tage und es lohnt sich immer, für sein Kind zu kämpfen und da zu sein … Sie werden gestärkt aus all dem hervorgehen – das ist das, was mir alle Eltern einstimmig bestätigt haben.

Ich wünsche Ihnen allen viel Kraft und Mut, Lebensfreude und Zuversicht, denn auch wenn ich selbst betroffen bin, wurde mir eins klar: Eltern eines Kindes mit MS zu sein, ist die Hölle. Es ist schlimmer, als selbst betroffen zu sein und deshalb ziehe ich vor Ihnen allen den Hut! Sie leisten Unglaubliches und Ihre Kinder ebenfalls.

Das zu erwähnen ist mir ein großes Anliegen, denn durch meine Interviews, die unzähligen Gespräche und meine Recherchen habe ich ein neues Bewusstsein zu meiner eigenen MS entwickelt: ich bin schlicht und ergreifend dankbar, dass es MICH und nicht eines meiner Kinder getroffen hat. Ich habe große Achtung vor all Ihrer Leistung und das dürfen Sie selbst ebenfalls haben!

Und denken sie bitte daran: MS ist nicht das Ende, sondern nur ein neuer Anfang!

Von Herzen alles Liebe und Gute für Sie,

Ihr Kind und Ihre Familie,

Heike Führ

DANKE!

Ich habe mich mit diesem Buch an eine besonderes Thematik herangewagt, bin von meinen üblichen sehr authentischen Berichten abgewichen und habe über juvenile MS recherchiert. Ich bin dankbar, tolle Weggefährten gehabt zu haben und allen voran danke ich Silke Groll für ihr Mut machen und ihren kompetenten Rat. Das hat mir unendlich gut getan und mich beflügelt.

Danke liebe Silke auch für Deinen wundervollen Text als Gastautorin. Es ist mir eine große Ehre, Dich bei diesem Projekt dabei zu haben, denn Du bist für mich DIE Person, die sich mit juveniler MS umfassend auskennt.

Ich danke meinen Interviewpartnern, die ja teilweise anonym bleiben möchten für ihr Mitwirken und die unglaubliche Offenheit, mit der sie mir begegnet sind. Ich hatte tagelang Gänsehaut vor lauter Rührung darüber und auch, wie viel Kraft Ihr alle habt. Das kann ich nur bewundern! Ihr habt mich persönlich sehr bereichert, ich habe viel dazu gelernt und vor allem eins: Hochachtung vor Euch!

Danke an LESEND HELFEN, die sich für Kinder mit juveniler MS einsetzen.

Danke an meinen Mann und spezielle Freundinnen, die mich ebenfalls unterstützen und es aushalten, dass ich mich sehr oft am Laptop verkrieche um zu schreiben.

DANKE an meine mich so sehr nervende MS, die nun einmal leider da ist (und die ich auch absolut nicht mag), **dass sie mich aber immerhin schreiben lässt…!**

Quellenverzeichnis und Links:

- http://www.dmsg.de
- http://www.amsel.de/multiple-sklerose-news/amsel-aktuell/Multiple-Sklerose-im-Kindes-und-Jugendalter-Teil-1_3946
- http://www.aktiv-mit-ms.de/multiple-sklerose/ms-erkrankung/detail/artikel/diagnose-und-therapie/
- http://www.medscapemedizin.de/artikel/4900416
- https://www.ms-gateway.de/themen/wissenschaft/juvenile-ms-303.htm
- http://www.kinder-und-ms.de/teens/multiple-sklero-se/index.php?kategorie=werkannhelfen&kategorie2=zentrumkinder :
- www.profamilia.de
- http://www.aktiv-mit-ms.de/multiple-sklerose/ms-erkrankung/detail/artikel/die-eltern-kind-beziehung/

Meine Bücher zum Thema MS, die auch für Sie und Ihr Kind interessant sein könnten:

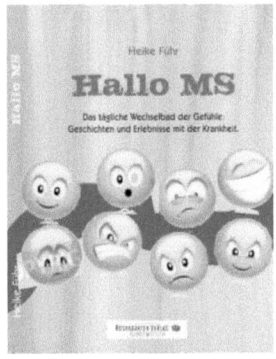

" MS: 2 Buchstaben, die eine vermeintlich geordnete Welt von heute auf morgen auf den Kopf stellen". So beschreibt Heike Führ den Tag ihrer Diagnosestellung. Wie sie ihren Alltag mit einer solch tückischen und bis lang noch unheilbaren Krankheit meistert, beschreibt sie vor allem mit viel Humor und reflektiert in einer gelungenen Mischung aus Problematisierung und Relativierung. Nie werden die Herausforderungen der Krankheit geleugnet und doch triumphiert immer ihr optimistischer Kampfgeist und zeigt eindrucksvoll und selbstkritisch ihren eigenen Weg der Lebensfreude. Die Autorin weigert sich zu resignieren und erzählt ihre kleinen Alltagsfreuden, gespickt mit den Unwägbarkeiten, die durch ihre MS-Symptome unweigerlich dabei sind. "Hallo MS": nicht mehr, nicht weniger. Ein Buch, das Mut macht und Hoffnung weckt, das Anteilnahme authentisch vermittelt, Hilfestellung für den Alltag gibt und sowohl Betroffenen, als auch Angehörigen einen Einblick in die emotionale Verfassung eines chronisch kranken Menschen bietet, Ängste und Sorgen aufzeigt, aber dabei immer nach vorne schaut und niemals vor Selbstmitleid trieft. Kurzweilig und sehr alltagsnah - somit für Jedermann interessant.

Broschiert: 243 Seiten

Verlag: A.S. Rosengarten-Verlag (30. April 2014)

ISBN-10: 3945015073

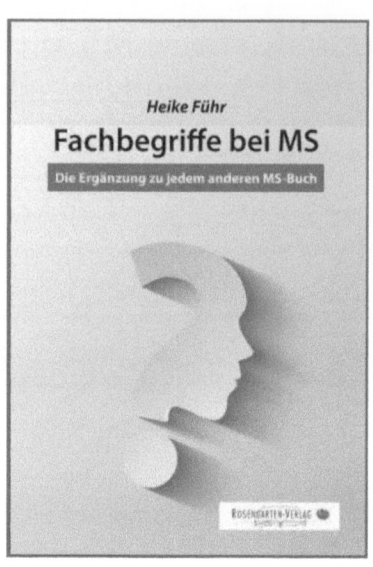

Dieses Büchlein ist ein Wegweiser durch den Dschungel der medizinischen Fachbegriffe und vor allem durch das Chaos der komplizierten Ausdrücke rund um Multiple Sklerose (MS). Aber auch viele andere chronisch Kranke werden hier ein sehr hilfreiches Nachschlagewerk finden.

Manchmal ist es einfacher, schneller und unkomplizierter, ein kompaktes Büchlein in der Hand zu halten, als sich durch viele verschiedene Bücher oder das Internet zu kämpfen. Deshalb ist das Buch einfach nur als Nachschlagewerk gedacht und befasst sich mit den gängigsten Begriffen rund um die MS. Von medizinischen Wörtern über psychologische Fachbegriffe und sonstige Therapien. Am Ende ließ es sich die Autorin nicht nehmen, noch einmal ein paar eigene Texte hinzu zu fügen. Diese passen perfekt zu ihrem 1. MS-Buch "Hallo MS", das ebenfalls im Rosengarten-Verlag erschienen ist. Außerdem passt dieses Lexikon der Fachbegriffe zu jedem anderen MS-Buch und ergänzt sie um ein Vielfaches.

Taschenbuch: 88 Seiten

Verlag: A.S. Rosengarten-Verlag; Auflage: 1. (3. April 2015)

ISBN-10: 3945015162

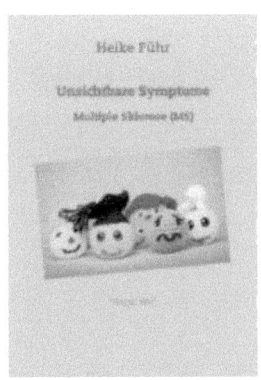

Nach dem erfolgreichen Erstlingswerk „Hallo MS" und dem kleinen Ratgeber „SEXUALITÄT/Tipps bei chronischen Erkrankungen", nimmt sich die Autorin diesmal den „UNSICHTBAREN SYMPTOMEN" der MS (Multiple Sklerose) an. Sätze wie „Du siehst gar nicht krank aus!", oder gut gemeinte Ratschläge, wie „Du musst Dich nur mal ordentlich ausschlafen", kann kein ernsthaft Erkrankter mehr hören. Heike Führ erklärt anschaulich die unsichtbaren Symptome der MS. Ihre Texte sind voller Emotionen, Optimismus, Lebensmut und auch Sarkasmus geschrieben. Sie beschreiben sowohl Betroffenen, als auch Angehörigen in aller Deutlichkeit, warum nicht sichtbare Symptome ebenfalls ein ernstzunehmendes Problem darstellen. Außerdem zeigt sie auf, wie kränkend es für Betroffene ist, wenn man diese Symptome nicht wahrnimmt und ihnen vor allem keinen Glauben schenkt. Nicht nur für MS`ler und Außenstehende, auch für viele andere chronisch Kranke ist dieses Buch Balsam auf der Seele.

Taschenbuch: 84 Seiten

Verlag: Books on Demand; Auflage: 1 (22. Januar 2015)

ISBN-10: 3734755646

KINDERN wird MS erklärt:

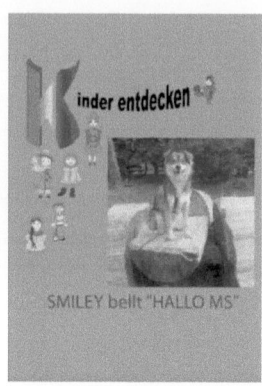

Dieses anrührende Kinderbuch beschreibt an Hand von dem süßen Mischlingshund Smiley und seinen beiden Freunden Fine und Balou anschaulich und sehr kindgerecht, was Multiple Sklerose (MS) ist. Smiley erklärt äußerst behutsam auf der Ebene des Kindes, wie sich MS äußern kann und wie es einem betroffenen Elternteil oder anderen betroffenen Angehörigen und Freunden mit MS gehen kann. Mit schönen authentischen Fotos und lustigen Geschichten aus seinem Hundeleben verknüpft er diese Botschaft so zartfühlend und hinreißend, dass Kinder bei der Begeisterung über den Hund Smiley und seine Freunde die Dramatik einer chronischen Erkrankung zwar begreifen, sie aber niemals als bedrohlich erleben. Die Autorin hat sich ihre jahrzehntelange Berufserfahrung als Erzieherin mit vielen pädagogischen und psychologischen Weiterbildungen zu Nutze gemacht und empathisch ein Kinderbuch, das auch gleichzeitig ein Ratgeber ist, geschrieben. Ein Buch, das man auch Erwachsenen zum besseren Verständnis der MS in die Hand drücken kann. http://kinder-entdecken.jimdo.com/

Taschenbuch: 48 Seiten

Verlag: Books on Demand; Auflage: 1 (24. Februar 2015)

Sprache: Deutsch

ISBN-10: 373476730X

DER ERLÖS aus diesem Kinderbuch geht direkt und vollkommen an den Tierschutz-Verein Santorini e.V.

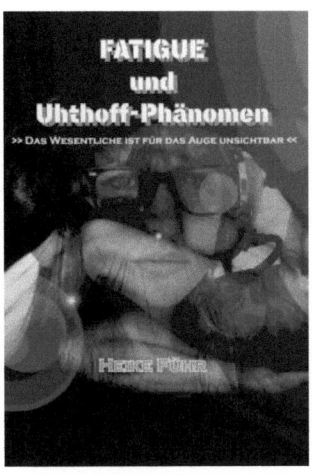

MS (Multiple Sklerose) ist die Krankheit mit den 1000 Gesichtern. Autorin Heike Führ hat bereits 5 MS-Begleitbücher geschrieben und widmet sich hier jenen zwei UNSICHTBAREN Symptomen der MS, die sie aus eigener Erfahrung sehr gut kennt. Denn gerade die unsichtbaren Symptome schränken das Leben eines MS`lers ein, da sie man ihnen oft nicht glaubt. Die Fatigue und das Uhthoff-Phänomen belasten den MS- Alltag teilweise so allumgreifend und zerstörerisch, dass viele Betroffene bereits früh die Erwerbsminderungsrente erhalten und ihr Leben nach diesen beiden Symptomen ausrichten müssen. Mit wichtigen fachlichen Infos und ihren Geschichten beschreibt die Autorin diese beiden Symptome – einmal sachlich, dann wieder emotional und humorvoll. MS`ler werden sich in den Texten wiederfinden und Angehörige können endlich diese schrecklichen Symptome verstehen. www.multiple-arts.com

Dieses o.g. Buch entstand in

Kooperation mit LESEND-HELFEN:

30% des Kaufpreises gehen direkt an BAER / DMSG NRW

zu Gunsten Kindern mit MS

Zu beziehen über Esch-Verlag

www.lesend-helfen.de

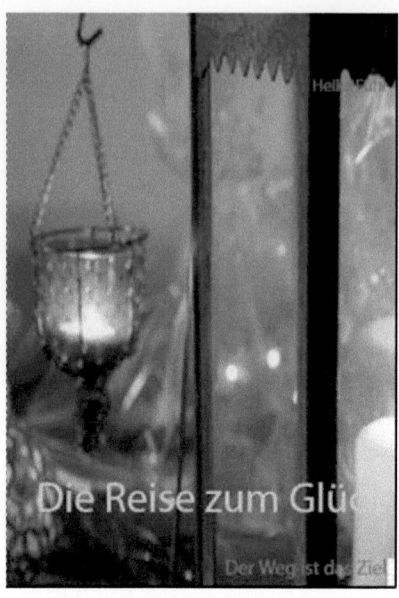

Ein Buch für alle Sinne – zum Anschauen und Genießen, zum Verstehen und Lernen.

Der Weg zum Glück –nicht als Wettbewerb, sondern mit Freude und Achtung der eigenen Persönlichkeit.

Dass Glücksempfinden auch mit einer chronischen Erkrankung möglich ist, zeigt Autorin Heike Führ noch zusätzlich mit liebevoll gestalteten Bildern, Zitaten, Texten und vielen wissenschaftlichen Recherchen auf.

Ein Buch für Gesunde ebenso wie für Gehandicapte – Entspannung pur, viele Anregungen und Tipps.

„Der Weg ist das Ziel" könnte das Motto des Buches sein – geht es eigentlich nur um das wahrnehmen der kleinen großen Dinge im Leben.

204 Seiten (z. Teil farbig)

Verlag: BoD

ISBN: 9-783739-200897

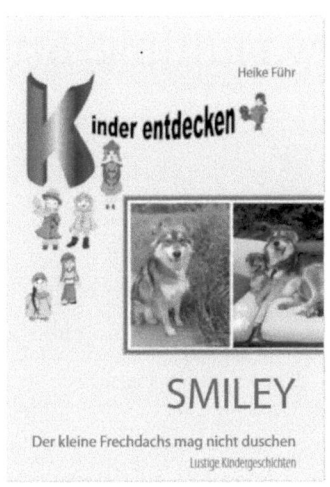

Schon in Band 1 „SMILEY bellt HALLO MS!" erzählt der süße und quirlige Mischlingshund witzige und amüsante Geschichten aus seinem Hundeleben. Nun geht es detaillierter mit all seinen Anekdoten weiter.

Autorin Heike Führ setzt ihre Ausbildung als Erzieherin sinnvoll und kindgerecht ein, indem sie lustig viel Wissen über die Natur, den Straßenverkehr und Vieles mehr vermittelt. Smiley wird zu einem Vorbild und liebevollem Begleiter, der zusammen mit seiner schlauen Hunde-Freundin Fine den Kindern unterbewusst wichtige Werte vermittelt.

Die Sprache ist kindgerecht und doch auch fordernd – ein wichtiger Ausgleich in der Pädagogik.

Buchdaten:

SMILEY – der kleine Frechdachs mag nicht duschen

104 zum Teil farbige Seiten / Verlag: BoD

ISBN 9 783739 218250

7,99 Euro

www.multiple-arts.com

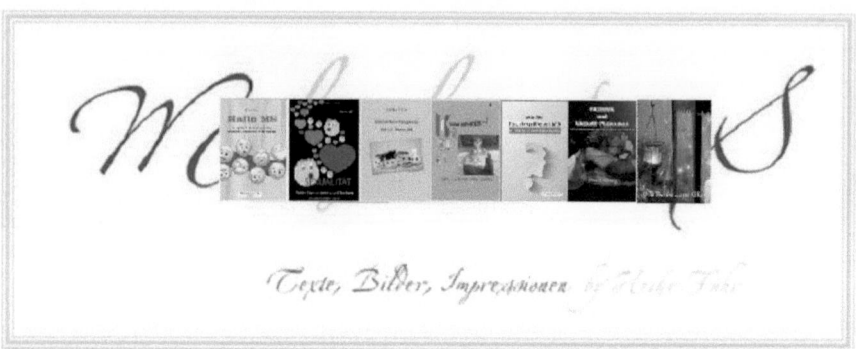